Robert Wasner
Alphonse Mancini

Slank gjennom sprøyten

En medisinsk guide til injeksjoner for vekttap

Robert Wasner
Alphonse Mancini

Slank gjennom sprøyten

En medisinsk guide til injeksjoner for vekttap

ISBN: 978-3-68904-396-4 (Paperback)
ISBN: 978-3-68904-408-4 (e-bok)

Copyright: Bremen University Press, Bremen, 2024.
Manuskriptet kan ikke brukes i sin helhet eller delvis uten skriftlig forhåndssamtykke fra forlaget.

Første utgave
Manuskript nr. 1385
April 2024
Trykt i Den europeiske union
bup@bremenuniversitypress.com
www.bremenuniversitypress.com

Robert Wasner
Alphonse Mancini

Slank gjennom sprøyten

En medisinsk guide til injeksjoner for vekttap

Oversikt

INTRODUKSJON TIL TEMAET INJEKSJONER FOR
VEKTTAP   5

TYPER AV SLANKESPRØYTER   11

VITENSKAPEN BAK INJEKSJONER FOR VEKTTAP   23

SUKSESS MED INJEKSJONER FOR VEKTTAP   29

LANGTIDSEFFEKTER OG BÆREKRAFT AV
VEKTNEDGANG   39

RISIKO OG BIVIRKNINGER   42

HVILKEN SLANKEINJEKSJON FOR HVEM?   65

OPTIMAL BRUK AV VEKTREDUKSJONSSPRØYTER   85

FORSYNINGSKILDER   94

ETISKE OG SOSIALE HENSYN   96

NYE LEGEMIDLER, KONKLUSJON OG
FREMTIDSUTSIKTER   99

Innholdsfortegnelse

INTRODUKSJON TIL TEMAET INJEKSJONER FOR VEKTTAP 5

SLANKESPRØYTENES HISTORIE 8

TYPER AV SLANKESPRØYTER 11

SISTE GODKJENNINGER OG MARKEDSTRENDER 11
TYPER AV VEKTTAPSSPRØYTER OG DERES BRUKSOMRÅDER 13
DOSERINGSFORMER 15
PRODUSENT OG DISTRIBUTØR 16
NOVO NORDISK 16
ELI LILLY AND COMPANY 17
OREXIGEN THERAPEUTICS (NÅ EN DEL AV NALPROPION PHARMACEUTICALS) 17
RHYTHM PHARMACEUTICALS 18
ASTRAZENECA 18
SANOFI 18
PFIZER 19
BOEHRINGER INGELHEIM OG ELI LILLY 19
VIVUS INC. 19
NALPROPION LEGEMIDLER 20
EISAI CO. 20
JANSSEN PHARMACEUTICALS 20
MERCK & CO. 20
MARKEDSLEDER 21

VITENSKAPEN BAK INJEKSJONER FOR VEKTTAP 23

HVORDAN FUNGERER INJEKSJONER FOR VEKTTAP? 24
AKTIVE INGREDIENSER OG DERES VIRKNINGSMEKANISMER 25
SAMMENLIGNING AV EFFEKTEN AV ULIKE INJEKSJONER FOR VEKTTAP 27

SUKSESS MED INJEKSJONER FOR VEKTTAP 29

KLINISKE STUDIER	29
STEP-STUDIESERIE FOR SEMAGLUTID	29
SELECT-STUDIE FOR SEMAGLUTID	31
SCALE-STUDIESERIE FOR LIRAGLUTID	32
SCALE FEDME OG PREDIABETES	32
SKALA DIABETES	33
LIGHT-STUDIE FOR NALTREKSON-BUPROPION (CONTRAVE)	35
CONTRAVE	36

LANGTIDSEFFEKTER OG BÆREKRAFT AV VEKTNEDGANG 39

RISIKO OG BIVIRKNINGER 42

VANLIGE BIVIRKNINGER	42
SJELDNE BIVIRKNINGER	43
PANKREATITT	43
SYKDOMMER I GALLEBLÆREN	45
NYREPROBLEMER	46
KARSINOM I SKJOLDBRUSKKJERTELEN	48
DIABETISK RETINOPATI	49
LANGSIKTIG HELSERISIKO VED INJEKSJONER FOR VEKTTAP	51
RISIKO FOR VISSE ORGANSYSTEMER	51
LANGSIKTIGE HORMONELLE OG CELLULÆRE EFFEKTER	52
ANBEFALINGER FOR LANGTIDSBRUK	53
RISIKO FOR VISSE ORGANSYSTEMER	53
LANGSIKTIGE HORMONELLE OG CELLULÆRE EFFEKTER	56
KONTRAINDIKASJONER	59
FOREBYGGENDE TILTAK	62
BLANDING AV ULIKE MEDISINER	63

HVILKEN SLANKEINJEKSJON FOR HVEM? 65

UTVALG ETTER FORBEREDELSE	65
GLP-1-RESEPTORAGONISTER (WEGOVY, SAXENDA, TRULICITY)	65
AMYLIN-ANALOGER (SYMLIN)	70
KOMBINASJONSPREPARATER (CONTRAVE)	72

HELSESTATUS SOM UTVALGSKRITERIUM	74
INTERAKSJONER MED ANDRE MEDISINER SOM KRITERIUM	75
BIVIRKNINGER SOM UTVALGSKRITERIUM	76
LANGTIDSEFFEKTER SOM UTVALGSKRITERIUM	78
TILGJENGELIGHET SOM UTVALGSKRITERIUM	79
KOSTNAD SOM UTVALGSKRITERIUM	81
MARKEDSPRISER OG PRODUSENTER	81
EKSTRA KOSTNADER	81
FORSIKRINGSDEKNING	82

OPTIMAL BRUK AV VEKTREDUKSJONSSPRØYTER 85

RIKTIG PÅFØRING OG DOSERING	85
OPPLÆRING I SELVINJEKSJON	85
VALG AV INJEKSJONSSTED	86
DOSERINGSINSTRUKSJONER	86
OVERVÅKING OG TILPASNING	87
KOMBINASJON MED ERNÆRINGSPLANER OG TRENINGSPROGRAMMER	87
ERNÆRINGSPLANER	88
TRENINGSPROGRAMMER	89
REGELMESSIG GJENNOMGANG OG JUSTERING	89
MEDISINSK OPPFØLGING AV BEHANDLINGEN	90
BEHANDLINGENS VARIGHET	90
AVBRUDD I BEHANDLINGEN	92

FORSYNINGSKILDER 94

ETISKE OG SOSIALE HENSYN 96

NYE LEGEMIDLER, KONKLUSJON OG FREMTIDSUTSIKTER 99

Introduksjon til temaet injeksjoner for vekttap

Vi blir fetere og fetere, og i tillegg til helseproblemene som følger med, liker vi det ofte ikke. Vennene våre på YouTube og TikTok ser mye bedre ut. Men hva kan vi gjøre? Den tiende dietten? Hvorfor skal alt virke på en gang?

Det er kjent at det økende problemet med vektøkning på verdensbasis skyldes en rekke faktorer. Endrede matvaner spiller en viktig rolle, ettersom bearbeidede matvarer som er rike på sukker, fett og salt, blir stadig lettere tilgjengelige og ofte billigere enn sunne alternativer. Disse matvarene fører til et økt kaloriinntak uten å være tilsvarende næringsrike.

Samtidig har livsstilen til mange mennesker endret seg betydelig. Den moderne arbeids- og fritidsverdenen preges i økende grad av stillesittende aktiviteter, noe som i stor grad reduserer den fysiske aktiviteten. Denne mangelen på mosjon er en avgjørende faktor i den globale økningen av fedme.

Økonomiske forhold påvirker også kostholdsatferden. I mange land er sunn mat dyrere og vanskeligere å få tak i enn hurtigmat og andre usunne alternativer. I tillegg kommer psykologisk stress, som ofte fører til økt spiseatferd, ettersom mange bruker mat for å takle stress. Denne emosjonelle faktoren kan bli ytterligere forsterket av den konstante tilgjengeligheten av mat og reklame for usunn mat.

Miljøet folk lever i spiller også en rolle. Mangel på trygge og tilgjengelige steder for fysisk aktivitet og et miljø som oppmuntrer til inntak av usunn mat, bidrar til vektøkning.

Mange dietter mislykkes derimot regelmessig fordi de ofte er urealistiske og vanskelige å opprettholde. De krever ofte drastiske og ubehagelige endringer i kostholdet som er vanskelige å opprettholde på lang sikt. De kan også føre til en følelse av deprivasjon, noe som øker risikoen for matsug. I tillegg fokuserer mange dietter på raskt vekttap i stedet for langsiktige kostholdsendringer, noe som ofte fører til den såkalte jojo-effekten, der den tapte vekten raskt tas opp igjen.

Disse rammebetingelsene krever en helhetlig og innovativ tilnærming til bekjempelsen av epidemien. Her spiller injeksjoner for vekttap en stadig viktigere rolle.

Dette er kort fortalt medisinske injeksjoner som brukes for å hjelpe til med vekttap. De er også kjent som slankeinjeksjoner eller injeksjoner mot fedme, og foreskrives hovedsakelig til personer med overvekt eller fedme, særlig hvis det er assosierte helseproblemer som diabetes type 2, høyt blodtrykk eller hjerte- og karsykdommer. I dag brukes imidlertid injeksjoner i økende grad også for å "bare gå ned i vekt", selv om det ikke foreligger noen sterke medisinske indikasjoner.

Virkemåten til disse legemidlene er basert på å etterligne eller forsterke hormoner som finnes naturlig i kroppen og som regulerer matinntak og energiomsetning. Mange slankeinjeksjoner øker metthetsfølelsen ved å forsinke tømmingen av magesekken eller virke direkte på det senteret i hjernen som er ansvarlig for sultfølelsen. Resultatet er at man føler seg mett raskere, spiser mindre og lettere kan gå ned i vekt.

Injeksjoner for vekttap har fått mye oppmerksomhet de siste årene, hovedsakelig fordi de muliggjør et klart målbart vekttap, noe som faktisk har blitt bevist i kliniske studier. Effektiviteten, kombinert med evnen til å opprettholde den reduserte vekten på lang sikt, skiller dem fra tradisjonelle kostholdstilnærminger. Bevisstheten om disse legemidlene har også økt gjennom kjendisers bruk og anbefaling, noe som i sin tur har ført til omfattende mediedekning - særlig i sosiale medier. Her er ukontrollert vekst uunngåelig.

I tillegg har den økende tilgjengeligheten av disse behandlingene, særlig gjennom godkjenninger fra helsemyndighetene og muligheten for forskrivning via telemedisin eller internett, bidratt til at stadig flere har fått tilgang til disse legemidlene. Dette sammenfaller med en økende bevissthet i befolkningen om helserisikoen forbundet med fedme, som diabetes og hjertesykdommer. Injeksjoner for vekttap blir derfor ofte sett på som et håpefullt alternativ for dem som er på utkikk etter effektive løsninger for vektkontroll. Kort sagt, hvis det ikke allerede fantes slankeinjeksjoner, måtte de ha blitt oppfunnet.

Pågående forskning og utvikling på dette området gir også løfter om ytterligere forbedringer og innovasjoner, noe som øker den vitenskapelige og offentlige interessen ytterligere. Alle disse faktorene til sammen gjør slankeinjeksjoner til et mye diskutert tema som både medisinske eksperter og allmennheten ser på som et potensielt gjennombrudd i kampen mot fedmeepidemien.

Slankesprøytenes historie

Slankeinjeksjoner har ikke eksistert lenge, det er en relativt ny utvikling som først nå er i ferd med å bli vanlig og derfor er gjenstand for heftig debatt.

Historien begynte på slutten av 1900-tallet, da forskere forsøkte å oppdage og forstå de hormonelle og nevrokjemiske signalveiene som regulerer sult- og metthetsfølelsen. Et avgjørende øyeblikk i denne medisinske intervensjonens historie var oppdagelsen av glukagonlignende peptid-1 (GLP-1), et hormon som frigjøres av tarmcellene etter et måltid, og som påvirker både insulinsekresjon og metthetsfølelse.

Glukagonlignende peptid-1 ble oppdaget på begynnelsen av 1980-tallet. Oppdagelsen var en del av et større forskningsfelt som undersøkte tarmen og dens rolle i reguleringen av kroppens fysiologi, særlig i forhold til insulinutskillelse og glukosemetabolisme. GLP-1 tilhører en klasse hormoner som kalles inkretiner. Disse hormonene skilles ut av tarmen etter at man har spist, og spiller en viktig rolle i å kontrollere mengden insulin som bukspyttkjertelen frigjør som respons på matinntak.

Forskningen som førte til identifiseringen av GLP-1, bidro vesentlig til forståelsen av hvordan kroppen regulerer glukosenivået, og la grunnlaget for den senere utviklingen av GLP-1-agonister som terapeutiske midler mot både type 2-diabetes og fedme.

De første medisinske forsøkene med GLP-1-agonister fokuserte i utgangspunktet på diabetesbehandling, men det ble snart klart at disse virkestoffene også hadde potensial til å bidra til vektreduksjon.

Liraglutid ble utviklet av Novo Nordisk i 2005 og ble opprinnelig brukt til behandling av diabetes. Etter ytterligere studier som bekreftet effekten på vekttap, ble det i 2014 godkjent under handelsnavnet Saxenda spesielt for behandling av fedme. Denne godkjenningen markerte en viktig milepæl i historien om injeksjoner for vekttap, ettersom det var et av de første legemidlene som ble utviklet og godkjent spesielt for dette formålet.

Senere forskning og utvikling førte til ytterligere gjennombrudd, blant annet introduksjonen av semaglutid (Wegovy), som ble godkjent av det amerikanske legemiddelverket FDA i 2021 spesifikt for vekttap, og som viste enda større effekt enn tidligere legemidler i kliniske studier. Disse nyere generasjonene av injeksjonsmediciner for vektreduksjon tilbyr bedre doseringsregimer og er enda mer målrettede i sin virkning, noe som gjør dem til et verdifullt verktøy i kampen mot fedmeepidemien.

De første oppdagelsene innen endokrin fysiologi og de medisinske innovasjonene som fulgte, har lagt grunnlaget for utviklingen av dagens slankeinjeksjoner. Disse fremskrittene gjenspeiler det vitenskapelige samfunnets økende forståelse av fedme som en multifaktoriell sykdom og behovet for målrettet og effektiv behandling.

Typer av slankesprøyter

Den moderne utviklingen og bruken av slankeinjeksjoner har vært preget av betydelige fremskritt innen bioteknologi og farmakologi. Disse fremskrittene har ført til produksjon av svært effektive legemidler som retter seg spesifikt mot kroppens hormonsystemer for å regulere sultfølelsen og forbedre insulinproduksjonen. Dagens teknologi for produksjon av disse legemidlene omfatter rekombinant DNA-teknologi, avanserte renseprosesser og forbedrede formuleringer som gir lengre halveringstid for de aktive ingrediensene og enklere bruk.

Siste godkjenninger og markedstrender

GLP-1-reseptoragonister, særlig semaglutid (markedsført som **Wegovy**), har fått betydelig oppmerksomhet fra det medisinske miljøet og offentligheten de siste årene. Denne legemiddelklassen virker ved å etterligne det naturlige hormonet GLP-1, som spiller en sentral rolle i kroppens glukosemetabolisme og appetittkontrollmekanisme. GLP-1 har blant annet den effekten at det øker insulinfrigjøringen som respons på matinntak, bremser magesekktømmingen og øker metthetsfølelsen, noe som i siste instans fører til redusert matinntak.

Semaglutid er spesielt i fokus, ettersom det har vist seg å gi vektreduksjonsfordeler utover det som er oppnådd med tidligere legemidler i denne klassen. Etter den opprinnelige godkjenningen som diabetesbehandling under navnet **Ozempic, ble** semaglutid godkjent under navnet **Wegovy** spesielt for behandling av fedme i USA og Europa. Godkjenningen var basert på omfattende kliniske studier som viste en gjennomsnittlig vektreduksjon på rundt 15 % av kroppsvekten, et resultat som sjelden er oppnådd med tidligere fedmebehandlinger.

Semaglutid og andre GLP-1-reseptoragonister som liraglutid (**Saxenda**) og dulaglutid (**Trulicity**) **er populære på grunn av** deres relative sikkerhet og gode toleranse. Disse legemidlene har en gunstig bivirkningsprofil sammenlignet med mange eldre slankemidler, noe som gjør dem til et foretrukket valg for langtidsbruk. Disse egenskapene, sammen med god effekt, har ført til at disse legemidlene har blitt sett på som livsforandrende behandlingsalternativer, ikke bare for personer med fedme, men også for dem som lider av vektrelaterte helseproblemer.

Den økende populariteten til denne legemiddelklassen understreker den økende aksepten for farmakologisk behandling av fedme, en sykdom som tradisjonelt har blitt behandlet med kosthold og mosjon, men som ofte krever ytterligere terapeutisk intervensjon for å bli behandlet effektivt og varig.

Disse godkjenningene understreker trenden i retning av legemidler som er utviklet spesielt for langtidsbruk i vektkontrollprogrammer. Markedet for injeksjoner til vektreduksjon vokser i takt med at forekomsten av fedme øker på verdensbasis og behovet for effektive behandlingsalternativer øker.

Typer av vekttapssprøyter og deres bruksområder

Utviklingen innen injeksjoner for vekttap har ført til en rekke ulike behandlingsalternativer som kan tilpasses pasientens individuelle behov og medisinske tilstand. Denne utviklingen gjenspeiler den avanserte forståelsen av kroppens mekanismer og hormonelle effekter som forskere og helsepersonell har tilegnet seg gjennom årene.

GLP-1-reseptoragonister som liraglutid og semaglutid er for tiden de ledende i denne gruppen og utnytter prinsippet til det naturlige hormonet GLP-1. Dette hormonet frigjøres etter et måltid og virker på flere måter: Det stimulerer frigjøringen av insulin når blodsukkernivået stiger, forsinker magesekktømmingen og bidrar dermed til en lengre metthetsfølelse, noe som i sin tur bidrar til å redusere matinntaket. Disse effektene gjør GLP-1-reseptoragonister spesielt effektive i behandlingen av fedme, og har bidratt til å gjøre dem til et populært valg for langsiktige vektkontrollstrategier.

Kombinasjonsbehandlinger som kombinasjonen av **bupropion** og **naltrekson, kjent under** handelsnavnet **Contrave**, tilbyr en flermekanistisk tilnærming. **Bupropion** er et antidepressivt middel som også brukes til røykeslutt og er kjent for å ha appetittdempende effekter, mens **naltrekson** opprinnelig ble brukt til å behandle opioid- og alkoholavhengighet. Denne kombinasjonen har som mål å påvirke de nevrokjemiske banene i hjernen som kontrollerer søtsug og belønningssentre, samtidig som den øker metthetsfølelsen. Dette gjør **Contrave til et** effektivt verktøy for personer som har problemer med å kontrollere spisevanene sine.

Forskning på andre hormonbehandlinger som fokuserer på å modulere effekten av kortisol, er en innovativ tilnærming i kampen mot fedme, særlig med tanke på stressindusert vektøkning. **Kortisol, som** ofte omtales som "stresshormonet", spiller en sentral rolle i kroppens stressresponssystem. Under kronisk stress kan økt kortisolproduksjon føre til ulike metabolske endringer, blant annet økt appetitt, vektøkning og ugunstig fettfordeling, typisk rundt bukområdet.

Behandlinger som retter seg mot reguleringen av **kortisol,** kan potensielt redusere de negative effektene av stress på kroppsvekten. Disse tilnærmingene vil ikke bare påvirke kortisolnivåene direkte, men også virke inn på det komplekse samspillet mellom stress, sult og fettmetabolisme. Dette kan være en effektiv måte å redusere stressindusert matbehov og overspising på, og dermed kontrollere vektøkningen.

Utviklingen av slike behandlingsformer er særlig relevant i en tid der mange mennesker utsettes for økt psykologisk og sosialt stress, noe som ofte fører til usunne spisevaner og til slutt fedme. Ved å ta tak i de biokjemiske signalveiene som påvirkes av **kortisol,** kan man tilby en flerdimensjonal behandlingsstrategi som ikke bare tar hensyn til fysiologiske, men også psykologiske aspekter ved fedme.

Forskningen på dette området er imidlertid fortsatt relativt ny, og utfordringene med å utvikle slike behandlinger er blant annet å bestemme doseringen nøyaktig, unngå bivirkninger og tilpasse behandlingen for å oppnå optimale resultater. Potensialet for å forbedre livskvaliteten til de berørte og redusere helsekostnadene forbundet med fedme og stressrelaterte sykdommer gjør likevel disse behandlingsmetodene til et lovende forskningsfelt innen medisinsk vitenskap.

Doseringsformer

Slankeinjeksjoner kommer vanligvis i form av subkutane injeksjoner som pasientene kan administrere selv. Denne doseringsformen har vist seg å være effektiv fordi den gir en kontrollert frigjøring av den aktive ingrediensen og sikrer direkte opptak i blodomløpet. Her er noen detaljer om de vanligste doseringsformene og hvordan de brukes:

- Ferdigfylt penn eller injektor: Mange vektreduksjonssprøyter, for eksempel de som inneholder GLP-1-reseptoragonister (f.eks. liraglutid, semaglutid), tilbys i form av en ferdigfylt penn eller injektor. Disse pennene er enkle å bruke, og pasientene kan injisere selv med minimal opplæring. Pennene er vanligvis utstyrt med en fin nål, noe som gjør injeksjonen mindre smertefull.
- Dosering og bruksfrekvens: De fleste slankeinjeksjoner administreres én gang om dagen eller én gang i uken. Den nøyaktige doseringen og

hyppigheten avhenger av den spesifikke medisinen og pasientens individuelle behov. For eksempel injiseres liraglutid daglig, mens semaglutid og tirzepatid vanligvis administreres én gang i uken.

- Instruksjoner for selvinjeksjon: Ved første gangs forskrivning får pasienten vanligvis detaljerte instruksjoner fra helsepersonell om hvordan injeksjonen skal utføres på riktig måte. Dette inkluderer instruksjoner om hvordan medisinen skal oppbevares, hvordan injeksjonen skal klargjøres og hvordan kanylen skal kastes.

Ved å bruke disse injeksjonsformene kan virkestoffene tilføres kroppen på en effektiv måte, noe som i mange tilfeller fører til betydelig vekttap. Selvadministrering av disse injeksjonene er også et praktisk alternativ for pasienter som kan ha problemer med å møte opp til regelmessige legebesøk.

Produsent og distributør

Ulike farmasøytiske selskaper utvikler og markedsfører slankeinjeksjoner basert på spesifikke virkningsmekanismer. Her er en oversikt over noen av de mest kjente produsentene og produktene de tilbyr:

Novo Nordisk

- **Saxenda (liraglutid)**: Saxenda ble opprinnelig utviklet for behandling av type 2-diabetes (under navnet **Victoza), og** er spesielt godkjent for vekttap hos voksne med en BMI på 30 eller mer eller 27 eller mer med minst én vektrelatert komorbiditet.

- **Wegovy (semaglutid)**: En høyere dose av virkestoffet semaglutid, også kjent som **Ozempic, til behandling av** type 2-diabetes. Wegovy er spesielt godkjent for kronisk vektkontrollbehandling.

- **Ozempic (semaglutid)**: Selv om Ozempic først og fremst er godkjent for behandling av type 2-diabetes, har det også vist seg at det kan føre til betydelig, målbart vekttap. I mange tilfeller ble Ozempic brukt off-label for vekttap før det ble godkjent spesifikt for dette formålet under navnet Wegovy.

Eli Lilly and Company

- **Trulicity (dulaglutid)**: Selv om Trulicity først og fremst er godkjent som diabetesbehandling, er det også effektivt for vekttap og brukes i noen tilfeller til dette formålet.

Orexigen Therapeutics (nå en del av Nalpropion Pharmaceuticals)

- **Contrave (bupropion og naltrekson)**: Denne medisinen kombinerer to virkestoffer med ulike mekanismer som har til hensikt å redusere appetitten og øke metthetsfølelsen. Det er spesielt godkjent for vektkontroll.

Rhythm Pharmaceuticals

- **Imcivree (setmelanotid)**: Dette er en spesifikk behandlingsmetode for pasienter med sjeldne genetiske fedmeforstyrrelser. Imcivree er godkjent for behandling av voksne og barn fra 6 år og oppover med visse genetiske sykdommer som fører til fedme.

AstraZeneca

- **Bydureon (exenatid)**: Dette er en form av GLP-1-reseptoragonisten exenatid, som brukes til behandling av type 2-diabetes, men som også kan ha positive effekter på vekttap. Bydureon injiseres vanligvis én gang i uken.

Sanofi

- **Soliqua/Suliqua (insulin glargin og lixisenatid)**: Dette kombinasjonspreparatet, som inneholder både et langtidsvirkende insulin og en GLP-1-reseptoragonist, brukes til behandling av type 2-diabetes, men kan også bidra til vekttap.

Pfizer

- **Rybelsus (semaglutid oral)**: Dette er en oral formulering av semaglutid som er godkjent for behandling av type 2-diabetes. I likhet med **Ozempic** kan Rybelsus også bidra til vekttap, selv om det ikke markedsføres spesifikt for denne indikasjonen.

Boehringer Ingelheim og Eli Lilly

- **Jardiance (empagliflozin)**: Denne SGLT2-hemmeren ble opprinnelig utviklet for behandling av type 2-diabetes, men har vist at den også kan bidra til vekttap, særlig hos pasienter med diabetes.

Vivus Inc.

- **Qsymia (fentermin og topiramat)**: Qsymia kombinerer fentermin, et appetittdempende middel, med topiramat, et legemiddel som opprinnelig ble utviklet for å behandle epilepsi, og som også fremmer metthetsfølelsen. Dette legemidlet er spesielt godkjent for vekttap og brukes ofte til pasienter som ikke bare er overvektige, men også har tilleggslidelser som høyt blodtrykk eller type 2-diabetes.

Nalpropion Pharmaceuticals

- **Contrave (bupropion og naltrekson):** Som nevnt ovenfor kombinerer Contrave to aktive ingredienser for vekttap. Det ble opprinnelig utviklet av Orexigen Therapeutics, men markedsføres nå av Nalpropion Pharmaceuticals.

Eisai Co.

- **Belviq (lorcaserin):** Dette legemidlet, som påvirker aktiviteten til serotoninreseptorer i hjernen for å øke metthetsfølelsen, ble godkjent i USA for vekttap, men ble trukket tilbake fra markedet på grunn av bekymringer om mulig kreftrisiko.

Janssen Pharmaceuticals

- **Invokana (kanagliflozin):** En SGLT2-hemmer som opprinnelig ble utviklet for behandling av type 2-diabetes. I likhet med andre SGLT2-hemmere kan Invokana også bidra til vekttap ved å få kroppen til å skille ut overflødig sukker via urinen.

Merck & Co.

- **Steglatro (ertugliflozin):** Også en SGLT2-hemmer som er godkjent for behandling av type 2-diabetes og gir potensielle vekttapfordeler.

Disse og andre selskaper og deres produkter viser bredden av tilnærminger og mekanismer som nå er tilgjengelige for behandling av overvekt og fedme.

Markedsleder

Novo Nordisk og Eli Lilly er for tiden de ledende selskapene på markedet for injeksjoner til vektreduksjon, særlig i kategorien GLP-1-reseptoragonister som er spesielt utviklet for vektreduksjon. Novo Nordisk, et dansk farmasiselskap, har en betydelig innflytelse innen vektkontrollbehandlinger med produkter som **Saxenda** og **Wegovy**.

Eli Lilly, som er basert i USA, konkurrerer tett med Novo Nordisk og har vist sterk tilstedeværelse i markedet med **Trulicity, som** også muliggjør betydelig vekttap. I tillegg utvikler Eli Lilly **tirzepatid, som anses som et** gjennombrudd i bransjen på grunn av sin potensielt høye vektreduksjonseffekt, og som snart kan komme til å spille en viktig rolle i markedet. **Tirzepatid er** et innovativt legemiddel som er spesielt lovende for behandling av type 2-diabetes og fedme. Som en dobbel GIP- og GLP-1-reseptoragonist simulerer tirzepatid effekten av to inkretinhormoner, slik at det både kan regulere blodsukkernivået og øke metthetsfølelsen. Dette fører til forbedret glykemisk kontroll og betydelig vekttap.

Den spesielle kombinasjonen av effekter som **tirzepatid** tilbyr, nemlig å støtte insulinutskillelsen basert på blodsukkernivået og samtidig redusere matinntaket ved å øke metthetsfølelsen, gjør medikamentet spesielt verdifullt i fremtiden. Disse egenskapene er avgjørende ettersom mange personer med type 2-diabetes også sliter med overvekt eller fedme, og behandling som effektivt adresserer begge tilstandene, kan forbedre helsen betydelig og redusere risikoen for diabetesrelaterte komplikasjoner.

Resultatene fra de kliniske studiene har imponert det medisinske fagmiljøet, ettersom **tirzepatid ikke** bare viste bedre blodsukkerkontroll enn eksisterende GLP-1-reseptoragonister, men også førte til et bemerkelsesverdig vekttap. Dette potensialet plasserer **tirzepatid i** sentrum for håpet om en ny generasjon diabetes- og vektkontrollbehandlinger som både kan forbedre livskvaliteten og gi mer omfattende og effektive behandlingsalternativer for pasientene. Kombinasjonen av terapeutiske effekter i ett og samme legemiddel er et betydelig fremskritt og symboliserer fremskritt innen farmasøytisk forskning som kan revolusjonere behandlingen av metabolske sykdommer.

Novo Nordisk og Eli Lilly har allerede oppnådd en dominerende posisjon ved å utvikle effektive og trygge legemidler mot fedme og diabetes, og de fortsetter å investere betydelig i forskning og utvikling for å åpne opp for nye behandlingsalternativer. Deres lederskap styrkes også av omfattende kliniske studier og en sterk global tilstedeværelse, noe som bidrar til å forme markedet for vektkontrollbehandlinger.

Vitenskapen bak injeksjoner for vekttap

Injeksjoner for vekttap utnytter komplekse fysiologiske prosesser for både å redusere appetitten og påvirke insulinproduksjonen, noe som gjør dem til en effektiv metode for vektkontroll og behandling av metabolske sykdommer. Særlig gruppen GLP-1-reseptoragonister, som ofte brukes i disse legemidlene, spiller en sentral rolle.

Disse legemidlene etterligner effekten av naturlig forekommende hormoner som glukagonlignende peptid-1 (GLP-1). GLP-1 produseres i tynntarmen etter matinntak og er avgjørende for reguleringen av blodsukkernivået og appetitten. Ved å binde seg til GLP-1-reseptorer stimulerer disse legemidlene insulinfrigjøring fra bukspyttkjertelen på en glukoseavhengig måte, dvs. at insulinsekresjonen økes når blodsukkernivået stiger, noe som forhindrer overproduksjon av insulin og tilhørende hypoglykemi. Samtidig forsinkes magesekktømmingen, noe som gjør at pasienten holder seg mett lenger og dermed reduserer kaloriforbruket gjennom dagen.

I tillegg har disse hormonene en direkte effekt på hjernen, der de påvirker appetittreguleringen. De aktiverer visse områder i hjernen som er ansvarlige for metthetsfølelsen, noe som reduserer sultfølelsen og fører til et lavere kaloriinntak. Denne doble tilnærmingen - å forbedre insulinresponsen og kontrollere sultfølelsen - gjør GLP-1-reseptoragonister spesielt effektive i behandlingen av fedme og type 2-diabetes.

Disse legemidlenes evne til å etterligne og forsterke kroppens naturlige mekanismer gir en effektiv og relativt trygg måte å behandle vektproblemer på som viser seg å være vanskelige å behandle med konvensjonelle metoder som kosthold og mosjon alene. Disse egenskapene forklarer hvorfor de i økende grad anerkjennes som en viktig del av behandlingsstrategier for fedme og relaterte metabolske forstyrrelser.

Hvordan fungerer slankesprøyter?

GLP-1-reseptoragonister, som er en viktig gruppe av injeksjoner for vekttap, benytter et svært effektivt prinsipp ved å etterligne kroppens naturlige prosesser som settes i gang etter matinntak. Ved å simulere GLP-1-hormonet oppnår de en multippel effekt som påvirker både stoffskiftet og appetitten, noe som gjør dem til et effektivt verktøy i behandlingen av fedme og type 2-diabetes.

Hormonet GLP-1, som produseres naturlig i nedre del av tynntarmen etter matinntak, spiller en sentral rolle i reguleringen av blodsukkernivået. Det stimulerer bukspyttkjertelen til å frigjøre mer insulin når blodsukkernivået stiger, noe som bidrar til å senke blodsukkeret på en effektiv måte. Denne insulinotrope effekten oppstår kun i nærvær av forhøyede glukosenivåer, noe som reduserer risikoen for uønsket hypoglykemi som kan oppstå med andre diabetesbehandlinger.

I tillegg til å påvirke insulinsekresjonen, forsinker GLP-1 også tømmingen av magesekken, noe som resulterer i forlenget metthetsfølelse etter måltider og dermed redusert appetitt og matinntak. Denne forsinkelsen i magesekktømmingen bidrar til å dempe blodsukkerstigningen etter måltider, noe som bidrar til en mer stabil glykemisk kontroll totalt sett.

I tillegg påvirker GLP-1 sentralnervesystemet direkte ved å virke på visse områder i hjernen som er ansvarlige for reguleringen av sult- og metthetsfølelse. Ved å aktivere disse områdene i hjernen reduseres sultfølelsen og den tilhørende atferden som fører til matinntak.

Denne mangesidige virkemåten gjør GLP-1-reseptoragonister spesielt attraktive for behandling av pasienter der både vektkontroll og glykemisk kontroll spiller en rolle. Ved å virke på flere fronter samtidig tilbyr disse legemidlene en omfattende strategi for behandling av fedme og type 2-diabetes.

Aktive ingredienser og deres virkningsmekanismer

GLP-1-reseptoragonister som liraglutid og semaglutid spiller den sentrale rollen som allerede er beskrevet i moderne behandling av diabetes og fedme, ved å binde seg spesifikt til GLP-1-reseptorer i kroppen.

Denne bindingen fører til økt insulinutskillelse, som bare aktiveres når blodsukkernivået er forhøyet, noe som reduserer risikoen for hypoglykemi betydelig, et vanlig problem med andre diabetesmediciner. I tillegg bremser de magesekktømmingen, noe som forlenger metthetsfølelsen og dermed reduserer matinntaket.

Disse egenskapene gjør dem til et effektivt alternativ for vektkontroll og diabeteskontroll.

Kombinasjonspreparater som bupropion og naltrekson, kjent under handelsnavnet Contrave, kombinerer derimot ulike virkningsmekanismer som påvirker spiseatferden. Bupropion, som er et antidepressivt middel, hemmer appetitten ved å modulere nevrotransmitterne dopamin og noradrenalin. Naltrekson griper inn i hjernens belønningssystem for å redusere trangen til å spise. Denne kombinasjonen virker synergistisk for å redusere matbehov og endre spisevaner.

I praksis viser GLP-1-reseptoragonister ofte en større effekt på vekttap sammenlignet med kombinasjonsmedikamenter. Legemidler som semaglutid kan i kliniske studier oppnå en gjennomsnittlig vektreduksjon på rundt 15 % av kroppsvekten, noe som gjør dem spesielt effektive for personer som har behov for betydelig vektreduksjon. Contrave og lignende kombinasjonsbehandlinger kan også være effektive, særlig for pasienter hvis spiseatferd er sterkt påvirket av psykologiske faktorer som stress og belønningsatferd.

Valg av riktig medisinering avhenger i stor grad av den enkeltes helsetilstand, forekomsten av komorbiditet, som for eksempel type 2-diabetes, og pasientens spesifikke behov og mål. Begge legemiddelklassene tilbyr verdifulle alternativer for behandling av vekt og diabetes, men i ulike sammenhenger og med ulik effektprofil. Mer om dette i detalj senere.

Sammenligning av effekten av ulike slankeinjeksjoner

Effekten av injeksjoner for vekttap varierer avhengig av sammensetningen av den aktive ingrediensen og den enkelte pasients reaksjon.

GLP-1-reseptoragonister, som semaglutid og liraglutid, har vist seg å være spesielt effektive i kliniske studier, særlig semaglutid, som markedsføres i høyere doser for spesifikk vektreduksjon under navnet Wegovy. Semaglutid oppnår ofte et gjennomsnittlig vekttap på rundt 15 % av kroppsvekten i disse studiene, mens liraglutid og lignende legemidler vanligvis resulterer i et vekttap på 5-10 %.

Til sammenligning tilbyr kombinasjonsmediciner som Contrave, som kombinerer bupropion og naltrekson, et annet terapeutisk alternativ. Disse medikamentene egner seg spesielt godt for pasienter som har en spiseatferd som er sterkt påvirket av psykologiske faktorer, som for eksempel stressspising. Selv om de kan være effektive, viser praksis at de ofte er mindre effektive når det gjelder vektreduksjon enn GLP-1-reseptoragonister. Contrave og lignende kombinasjonsbehandlinger er imidlertid nyttige for pasienter som har nytte av en behandling som adresserer både fysisk og emosjonelt matbehov.

Disse ulike effektprofilene betyr at valg av riktig slankeinjeksjon krever nøye overveielse, der man ikke bare tar hensyn til pasientens individuelle helsemål og medisinske tilstander, men også deres personlige respons på behandlingen. For eksempel kan pasienter som både lider av diabetes type 2 og er overvektige, ha særlig nytte av GLP-1-reseptoragonister, mens de som har en sterk psykologisk komponent i spiseatferden sin, kan oppnå bedre resultater med et kombinasjonsprodukt.

Totalt sett er slankeinjeksjoner en effektiv metode for vekttap som virker gjennom en kombinasjon av appetittkontroll og forbedret metabolsk funksjon. Valget av spesifikke medikamenter bør imidlertid alltid gjøres i samråd med helsepersonell for å sikre det beste og tryggeste alternativet for den enkelte pasient.

Suksess med injeksjoner for vekttap

Kliniske studier

Effekten og sikkerheten ved bruk av slankeinjeksjoner, særlig GLP-1-reseptoragonister, er veldokumentert i en rekke kliniske studier. Disse studiene har vist at disse legemidlene ikke bare er effektive når det gjelder vekttap, men at de også kan redusere risikoen for fedmerelaterte sykdommer.

STEP-studieserie for semaglutid

- STEP 1-studien fokuserte på vekttap hos voksne med fedme eller overvekt, og undersøkte effekten av semaglutid sammenlignet med placebo, supplert med livsstilsintervensjoner. I denne studien fikk deltakerne enten semaglutid eller placebo, og begge gruppene ble samtidig oppfordret til å forbedre kostholdet og mosjonsvanene sine. Resultatene av studien var oppsiktsvekkende: De som fikk semaglutid, opplevde et gjennomsnittlig vekttap på rundt 14,9 % av kroppsvekten. Dette er en suksess og understreker den potensielle effekten av semaglutid som slankemiddel, spesielt når det kombineres med livsstilsendringer.
- STEP 2-studien hadde som mål å undersøke effekten av semaglutid på voksne med type 2-

diabetes. I denne studien ble effekten av semaglutid ikke bare evaluert med tanke på vekttap, men også med tanke på evnen til å forbedre den glykemiske kontrollen. Deltakerne som fikk semaglutid, opplevde signifikante forbedringer i både glykemisk kontroll og kroppsvekt. Disse resultatene bekrefter den doble effekten av semaglutid, som ikke bare fungerer som et slankemiddel, men som også kan spille en viktig rolle i diabetesbehandlingen ved å bidra til å regulere blodsukkernivået effektivt.

- STEP 3-studien var spesielt utformet for å undersøke om vekttapet som oppnås med semaglutid, er bærekraftig. I denne fasen av studien fikk alle deltakerne først semaglutid i 20 uker for å observere de umiddelbare effektene av legemidlet på kroppsvekten. Denne innledende fasen ble etterfulgt av en lengre observasjonsperiode på 48 uker, der halvparten av deltakerne fortsatte å få semaglutid, mens den andre halvparten fikk placebo. Dette studiedesignet gjorde det mulig for forskerne å observere ikke bare de kortsiktige effektene av semaglutid på vekttapet, men også å evaluere hvor godt vekttapet ble opprettholdt over en lengre periode når behandlingen fortsatte sammenlignet med når den ble avsluttet. Resultatene viste at deltakerne som fortsatte å få semaglutid, var i stand til å opprettholde vektreduksjonen på en effektiv måte, mens de som gikk over til placebo, hadde en tendens til å gå opp i vekt igjen. Disse funnene er spesielt verdifulle fordi de understreker hvor viktig det er å fortsette behandlingen med semaglutid for å opprettholde vekttapet på lang sikt. De bekrefter at selv om det første vekttapet er et viktig skritt, kan fortsatt bruk av semaglutid være avgjørende for å opprettholde de oppnådde helsefordelene og motvirke en eventuell vektøkning.

SELECT-studie for semaglutid

SELECT-studien er en omfattende klinisk studie som undersøker de langsiktige kardiovaskulære og metabolske effektene av semaglutid hos personer med fedme uten diabetes. Denne studien er spesielt viktig fordi den tar sikte på å finne ut om semaglutid kan redusere risikoen for alvorlige kardiovaskulære hendelser i en populasjon som er overvektig, men som ikke lider av type 2-diabetes. Hjerte- og karsykdommer er nært knyttet til fedme og er en viktig årsak til sykelighet og dødelighet globalt. Et positivt resultat fra denne studien vil derfor kunne ha viktige implikasjoner for behandlingen av fedme.

SELECT-studien er utformet som en dobbeltblindet, placebokontrollert, randomisert studie for å minimere feil og sikre integriteten til dataene. Deltakere fra ulike land blir observert over en lengre periode, der semaglutid eller placebo administreres. Denne metodiske tilnærmingen vil gjøre det mulig for forskerne å samle inn pålitelige data om hvordan semaglutid påvirker risikoen for kardiovaskulære hendelser.

Betydningen av resultatene fra denne studien kan ikke overvurderes. Hvis de endelige dataene viser at semaglutid kan redusere kardiovaskulær risiko hos overvektige pasienter uten diabetes, vil dette kunne ha en betydelig innvirkning på behandlingsstrategiene for fedme. Et slikt resultat vil føre til en bredere bruk av GLP-1-reseptoragonister i denne pasientgruppen og fundamentalt endre og utvide behandlingstilnærmingene for fedme.

I tillegg vil en bedre forståelse av de kardiovaskulære effektene av semaglutid kunne bidra til å forbedre sikkerhetsprofilen til denne legemiddelklassen. Ved å få informasjon om potensielle risikoer og fordeler kan studien bidra til å optimalisere behandlingen for å sikre ikke bare effekt, men også pasientsikkerhet og velvære. Slik forskning er avgjørende for å kunne ta informerte kliniske beslutninger og forbedre den generelle helsen og livskvaliteten til personer med fedme.

SCALE-studieserie for liraglutid

SCALE Fedme og prediabetes

SCALE Obesity and Prediabetes-studien undersøkte effekten av liraglutid i forbindelse med vekttap hos personer med fedme og prediabetes. Resultatene fra denne studien var svært informative når det gjelder de potensielle fordelene med liraglutid for denne spesifikke pasientgruppen.

I studien fikk deltakerne enten liraglutid eller placebo. Dataene viste at et betydelig antall personer som fikk liraglutid, opplevde et betydelig vekttap. Nærmere bestemt gikk 63 % av deltakerne som ble behandlet med liraglutid, ned minst 5 % av kroppsvekten. Til sammenligning oppnådde bare 27 % av deltakerne i placebogruppen dette vekttapet.

Denne signifikante forskjellen i resultater understreker effekten av liraglutid som et hjelpemiddel for vekttap hos personer med fedme og prediabetes. Det bør bemerkes at et vekttap på minst 5 % hos personer med fedme og prediabetes ikke bare kan gi estetiske eller fysiske fordeler, men også kan redusere risikoen for å utvikle type 2-diabetes og andre metabolske sykdommer på en varig måte.

SCALE-studien gir dermed viktige funn som kan brukes i medisinsk praksis for å forbedre behandlingsstrategiene for pasienter med prediabetes og fedme. Slike resultater er viktige for utviklingen av målrettede intervensjoner som ikke bare reduserer vekten, men som også forbedrer den generelle helsen og velværet.

SKALA Diabetes

SCALE Diabetes-studien fokuserte på effekten av liraglutid på personer med type 2-diabetes, særlig når det gjelder vektreduksjon og forbedret glykemisk kontroll. Liraglutid er en GLP-1-reseptoragonist som opprinnelig ble utviklet for behandling av type 2-diabetes, og som i denne studien også ble undersøkt for sin evne til å redusere vekt.

Resultatene fra SCALE Diabetes-studien viste at behandling med liraglutid ikke bare førte til et målbart vekttap, men også forbedret blodsukkerkontrollen hos deltakerne. Dette er spesielt relevant ettersom både fedme og dårlig blodsukkerkontroll er blant de viktigste faktorene som øker risikoen for komplikasjoner ved diabetes, som hjerte- og karsykdommer, nyreskader og retinopati.

Den forbedrede glykemiske kontrollen som liraglutid gir, skyldes sannsynligvis flere mekanismer, blant annet stimulering av insulinsekresjon som respons på forhøyede blodsukkernivåer og forsinkelse av magesekktømmingen, noe som resulterer i en langsommere og jevnere tilførsel av glukose til blodet. Disse effektene bidrar til å redusere blodsukkerstigningen etter måltidet, noe som er et kritisk aspekt i behandlingen av type 2-diabetes.

Vekttap hos personer med type 2-diabetes med liraglutid kan gi ytterligere fordeler, ettersom vekttap ofte fører til forbedret insulinfølsomhet. Dette betyr at kroppens celler reagerer bedre på insulin og kan absorbere glukose fra blodbanen mer effektivt, noe som bidrar til å senke blodsukkernivået ytterligere.

Oppsummert gir SCALE Diabetes-studien verdifull innsikt i hvordan liraglutid kan bidra ikke bare til glykemisk kontroll, men også til vektkontroll hos personer med type 2-diabetes som en del av en omfattende behandlingsplan.

LIGHT-studie for naltrekson-bupropion (Contrave)

LIGHT-studien var en viktig klinisk undersøkelse som tok sikte på å evaluere effekten av legemiddelet naltrekson-bupropion på kardiovaskulær risiko hos overvektige og fete pasienter. Naltrekson-bupropion er en kombinasjonsbehandling som ofte foreskrives for vektreduksjon, ettersom det kan redusere matbehov og øke metthetsfølelsen. Det var viktig å undersøke den kardiovaskulære risikoprofilen til dette legemidlet, ettersom overvekt og fedme i seg selv er risikofaktorer for hjerte- og karsykdom.

Selv om LIGHT-studien ble avsluttet før tiden, ga den likevel viktig innsikt i sikkerheten ved bruk av naltrekson-bupropion. Slike for tidlige avslutninger er ikke uvanlige i den kliniske forskningsverdenen, og de gir fortsatt viktige muligheter for læring.

Sikkerhetsdataene som samles inn i løpet av studien er av stor betydning, ettersom de vil hjelpe leger og pasienter med å ta informerte beslutninger om bruk av naltrekson-bupropion for vekttap, spesielt hos pasienter med eksisterende hjerte- og karsykdommer eller med høy risiko for slike tilstander. Disse dataene kan kaste lys over hvorvidt legemiddelet potensielt øker risikoen for hjerteinfarkt, hjerneslag eller andre alvorlige kardiovaskulære hendelser.

Konklusjonen er at resultatene fra LIGHT-studien har gitt verdifull informasjon om sikkerhetsprofilen til naltrekson-bupropion, til tross for tidlig seponering. Denne informasjonen er avgjørende for den videre utviklingen av behandlingsretningslinjer og kan bidra til å gjøre håndteringen av pasienter som søker medikamentell støtte for vekttap, tryggere.

Contrave

Contrave ble også evaluert i kliniske studier, som viste at det effektivt kan redusere kroppsvekten.

Contrave ble utviklet spesielt for vekttap og har vist positive resultater i kliniske studier. Virkestoffet bupropion er kjent for sine antidepressive egenskaper og evne til å dempe tobakksbehov, mens naltrekson hovedsakelig brukes til behandling av opioid- og alkoholavhengighet. Kombinasjonen av disse to virkestoffene har som mål å påvirke både de fysiologiske og psykologiske aspektene ved matinntaket.

I en av de kliniske studiene på Contrave gikk deltakerne som tok legemidlet i ett år, i gjennomsnitt ned rundt 5 % av kroppsvekten. Til sammenligning gikk deltakerne som fikk placebo bare ned ca. 1 % i vekt. Denne betydelige forskjellen understreker hvor effektivt Contrave er når det gjelder å støtte vekttap.

En av de viktigste fordelene med Contrave er evnen til å redusere matlysten og gi bedre kontroll over spiseatferden. Dette er spesielt verdifullt for personer som har en sterk psykologisk tilknytning til mat, for eksempel de som spiser av følelsesmessige årsaker eller har problemer med å regulere metthetsfølelsen på en hensiktsmessig måte. Contraves virkemåte kan bidra til å bryte syklusen med søtsug og overspising, noe som fremmer varig vekttap.

I tillegg kan de psykologiske effektene av bupropion, som bedret humør og redusert depresjon, bidra til at pasientene føler seg mer motiverte og mindre stresset under vektnedgangsprosessen. Dette kan være en avgjørende faktor for å lykkes med å gå ned i vekt og opprettholde en sunn livsstil på lang sikt.

Contrave tilbyr dermed en effektiv løsning for vektkontroll ved å virke på både fysiologiske og psykologiske faktorer som påvirker spiseatferden. Denne doble virkemåten gjør Contrave til et verdifullt verktøy for personer som har problemer med å kontrollere vekten gjennom kosthold og mosjon alene.

Disse studiene er bare et lite utvalg av en stor mengde forskning som er dedikert til å evaluere sikkerheten, effekten og langtidseffektene av disse legemidlene. De bidrar til å definere og avgrense de terapeutiske bruksområdene for injeksjoner for vekttap for å sikre at de er både effektive og trygge for pasientene som trenger dem.

De viser ikke bare at disse legemidlene er effektive når det gjelder vekttap, men også at de har potensial til å gi ytterligere helsefordeler ved å redusere risikofaktorer for kroniske sykdommer som type 2-diabetes og hjerte- og karsykdommer. Disse resultatene har bidratt betydelig til anerkjennelsen av slankeinjeksjoner som et trygt og effektivt behandlingsalternativ for fedme og overvekt.

Langtidseffekter og bærekraft av vektreduksjon

Bruk av injeksjoner for vekttap har de siste årene etablert seg som en effektiv metode, spesielt for personer som har problemer med å gå ned i vekt ved hjelp av kosthold og trening alene.

Langtidseffektene av slankeinjeksjoner basert på GLP-1-reseptoragonister er et annet viktig aspekt ved deres popularitet og effektivitet. Den kontinuerlige støtten som disse legemidlene gir, kan bidra til å endre spiseatferden på lang sikt. Pasientene lærer seg ofte å spise mindre porsjoner og føler seg raskere mette, noe som bidrar til å forbedre og stabilisere vektkontrollen. Denne mekanismen bidrar også til å unngå jojo-effekten som ofte oppstår etter at tradisjonelle dietter avsluttes, ettersom den opprinnelige spiseatferden ofte raskt gjenopptas.

Den vedvarende effekten av disse behandlingene underbygges også av studier som viser at pasienter som bruker denne behandlingen på lang sikt, kan oppleve vedvarende vekttap eller vellykket vektstabilisering. Det er imidlertid viktig at bruken av slike injeksjoner ses på som en del av en helhetlig tilnærming som også inkluderer livsstilsendringer og psykologisk støtte der det er hensiktsmessig.

Det er derfor ikke bare den direkte effekten på spiseatferd og stoffskifte som fremmer bærekraften i disse behandlingene, men også veiledningen og motivasjonen for en sunnere livsstil som kan opprettholdes på lang sikt.

Varigheten av bruken av injeksjoner for vekttap kan variere mye og påvirkes i stor grad av pasientens individuelle respons på behandlingen og forekomsten av bivirkninger. Legemidler som GLP-1-reseptoragonister er generelt utviklet for langtidsbehandling, og mange kliniske studier støtter bruk over flere år så lenge pasientene har nytte av dem og behandlingen tolereres godt.

Spørsmålet om varigheten av bruken er heller ikke alltid lett å svare på, fordi fedme anses som en kronisk sykdom som krever en kontinuerlig og langsiktig behandlingsstrategi. Dagens medisinske retningslinjer anbefaler ofte at slike medikamentelle behandlinger bør brukes som en del av en omfattende behandlingsplan som videreføres også etter at målvekten er nådd, for å opprettholde de oppnådde resultatene og forhindre at man går opp i vekt igjen.

Integrering av livsstilsendringer er et viktig aspekt ved disse behandlingene. Medikamentell støtte kan bidra til å legge til rette for de nødvendige tilpasningene i kosthold og mosjonsatferd ved å redusere sultfølelse og fremme metthetsfølelse. På lang sikt er imidlertid målet at pasientene skal internalisere disse atferdsendringene og opprettholde dem selv uten medikamentell støtte.

Når bruken av slankeinjeksjoner avsluttes, er det viktig at den innlærte atferden med sunt kosthold og regelmessig fysisk aktivitet opprettholdes. Uten en slik fortsatt innsats er det en reell risiko for å falle tilbake til gamle mønstre og dermed gå opp i vekt igjen. Derfor bør beslutningen om å avslutte behandlingen alltid være veloverveid, og helst i samråd med helsepersonell for å sikre en planlagt overgang og kontinuerlig støtte.

Langvarig bruk av slankeinjeksjoner er derfor generelt fornuftig, men krever naturligvis kontinuerlig medisinsk oppfølging. Dette er nødvendig for å overvåke eventuelle bivirkninger eller langtidskomplikasjoner. De vanligste bivirkningene er kvalme, oppkast, diaré og mulig irritasjon på injeksjonsstedet. Mer alvorlige, men sjeldne risikoer kan omfatte pankreatitt, galleblæresykdom og til og med sjeldne former for kreft i skjoldbruskkjertelen.

For å oppnå et effektivt og varig vekttap bør disse injeksjonene til syvende og sist brukes som en viktig del av en omfattende behandlingsplan. Denne planen bør også omfatte kostholdsendringer, regelmessig fysisk aktivitet og psykologisk støtte. Kombinasjonen av disse tiltakene vil ikke bare redusere vekten, men også minimere risikoen for vektøkning i fremtiden.

Risikoer og bivirkninger

Injeksjoner er en stadig mer populær og ofte svært nyttig metode for å støtte vekttap. Bruken av disse legemidlene innebærer imidlertid også potensielle bivirkninger og risikoer som kan være relevante både på kort og lang sikt.

Vanlige bivirkninger

Injeksjoner for vekttap, spesielt de som er basert på GLP-1-reseptoragonister, fører ofte til gastrointestinale plager.

Det kan ta en stund før kroppen tilpasser seg medisinen, og i løpet av denne tiden kan det oppstå symptomer som kvalme, oppkast, diaré og forstoppelse. Disse effektene avtar ofte etter en tilvenningsperiode, ettersom kroppen utvikler en viss toleranse for medikamentet. Dette er et viktig aspekt for pasientene å huske på, ettersom god symptomkontroll og livsstilsjusteringer kan bidra til å håndtere den innledende fasen av behandlingen på en bedre måte.

I tillegg til fordøyelsesproblemer kan hodepine, svimmelhet og økt hjertefrekvens forekomme som bivirkninger. Disse symptomene er også en del av kroppens tilpasningsreaksjon på medisinen. Hodepine og svimmelhet kan skyldes endringer i blodsirkulasjonen og væskebalansen som følge av medisinen. Den økte hjertefrekvensen kan skyldes medisinens stimulerende effekt på hjerte- og karsystemet.

Det er svært viktig at pasienter som opplever disse bivirkningene, får tett medisinsk oppfølging. Regelmessig oppfølging av helsepersonell bidrar til å holde øye med bivirkningene og til å reagere i god tid dersom det er nødvendig å justere behandlingen. Dette kan omfatte justering av dosen eller bytte av medisin, spesielt hvis bivirkningene vedvarer eller er spesielt plagsomme.

Et tett samarbeid med behandlende lege er derfor avgjørende for å sikre trygg og effektiv behandling. Om nødvendig kan legen gjøre terapeutiske justeringer for å forbedre toleransen av medisinen og øke pasientens livskvalitet under behandlingen.

Sjeldne bivirkninger

De sjeldne bivirkningene av legemidler som inneholder GLP-1-reseptoragonister, kan være alvorlige og forårsake langvarige helseproblemer.

Pankreatitt

Sammenhengen mellom bruk av GLP-1-reseptoragonister og forekomsten av pankreatitt er et kritisk spørsmål i vurderingen av disse slankemedisinene.

Pankreatitt, en betennelse i bukspyttkjertelen, er en potensielt livstruende tilstand som kan være akutt eller kronisk. Symptomer på akutt pankreatitt er blant annet sterke magesmerter, kvalme, oppkast, feber og rask puls. Kronisk pankreatitt kan føre til vedvarende magesmerter, fordøyelsesbesvær og til og med diabetes ettersom bukspyttkjertelen blir skadet over tid.

De nøyaktige mekanismene som gjør at GLP-1-reseptoragonister kan forårsake pankreatitt, er ennå ikke fullt ut forstått. Noen teorier går ut på at disse legemidlene kan påvirke utskillelsen av fordøyelsesenzymer, noe som kan føre til for tidlig aktivering av disse enzymene og angripe bukspyttkjertelen. Det kan også spille en rolle at legemidlene svekker blodstrømmen til bukspyttkjertelen, noe som kan føre til betennelse.

For pasienter med tidligere pankreassykdom eller pasienter som har risikofaktorer for pankreatitt (f.eks. visse kostholdsvaner eller alkoholforbruk), bør bruk av GLP-1-reseptoragonister vurderes med særlig forsiktighet. Disse pasientene bør overvåkes nøye, og det bør iverksettes umiddelbare medisinske tiltak ved første tegn på symptomer som tyder på mulig pankreatitt.

Beslutningen om å bruke disse medikamentene bør alltid baseres på en individuell vurdering av risiko og nytte, der man tar hensyn til pasientens sykehistorie, mulige alternativer for vektreduksjon og alvorlighetsgraden av fedmen. Nøye overvåking under behandlingen er avgjørende for å sikre pasientens velvære og for å kunne oppdage og behandle alvorlige komplikasjoner som pankreatitt på et tidlig stadium.

Sykdommer i galleblæren

Galleblæresykdom er en annen mulig bivirkning ved bruk av slankeinjeksjoner, spesielt i forbindelse med raske vektreduksjonsprosesser. Gallestein og kolecystitt (betennelse i galleblæren) er to vanlige tilstander som kan oppstå i denne sammenhengen.

Gallestein dannes når faste partikler hoper seg opp og stivner i gallen. Disse steinene kan variere i størrelse og sammensetning, og kolesterolstein er den vanligste formen. Galleblæren brukes til å lagre galle, som produseres av leveren og er nødvendig for å fordøye fett. Hvis du går mye ned i vekt, kan sammensetningen av gallen endre seg, noe som fremmer dannelsen av gallestein. Hvis vektnedgangen er svært rask, kan dette øke risikoen fordi galleblæren tømmes sjeldnere og gallen blir værende i galleblæren lenger, noe som øker sannsynligheten for steindannelse.

Kolecystitt oppstår når gallestein blokkerer utløpet av galle, noe som fører til betennelse. Denne blokkeringen kan forårsake sterke smerter i øvre høyre del av magen, feber og oppkast. Ubehandlet kolecystitt kan føre til mer alvorlige komplikasjoner, inkludert ruptur av galleblæren.

Behandling av galleblæresykdom innebærer ofte behandling med smertestillende medisiner og, i noen tilfeller, fjerning av galleblæren gjennom en kirurgisk prosedyre som kalles kolecystektomi. Forebygging av gallestein og kolecystitt hos pasienter som går ned i vekt med GLP-1-reseptoragonister, kan kreve en mindre aggressiv vektreduksjonsstrategi for å unngå brå endringer i galleblæren.

For pasienter som bruker slankeinjeksjoner og som er i risikogruppen for galleblæresykdom, kan det være lurt å moderere vektreduksjonen og velge et kosthold som inkluderer regelmessige måltider for å tømme galleblæren regelmessig. Det er også viktig med tett medisinsk oppfølging for å kunne reagere tidlig på tegn på galleblæresykdom.

Nyreproblemer

Nyreproblemer er et annet problem ved bruk av GLP-1-reseptoragonister, spesielt for personer som allerede lider av nedsatt nyrefunksjon. Disse legemidlene kan påvirke nyrefunksjonen og forverre eksisterende nyreproblemer.

Nyrene spiller en sentral rolle i filtreringen og utskillelsen av avfallsstoffer fra blodet og i reguleringen av væske- og elektrolyttbalansen. Nedsatt nyrefunksjon kan føre til opphopning av giftstoffer i kroppen, noe som kan forårsake en rekke helseproblemer.

De mulige mekanismene som GLP-1-reseptoragonister kan forårsake eller forverre nyreproblemer på, inkluderer

- Dehydrering: Bivirkninger som kvalme og oppkast kan føre til væsketap, noe som belaster nyrene.
- Endret blodsirkulasjon: Medisinen kan påvirke blodsirkulasjonen i nyrene, noe som kan svekke nyrefunksjonen.
- Direkte toksisitet: Det finnes bevis for at enkelte GLP-1-reseptoragonister kan ha direkte toksiske effekter på nyreceller.

For pasienter som allerede lider av nedsatt nyrefunksjon, er det viktig å overvåke nyrefunksjonen nøye mens de behandles med GLP-1-reseptoragonister. Dette omfatter regelmessige blodprøver for å kontrollere nyrefunksjonen, særlig kreatinin- og ureanivået i blodet, og urinprøver for å vurdere proteinutskillelsen og andre nyrefunksjoner.

En forverring av nyrefunksjonen under behandlingen kan kreve at dosen av legemidlet justeres eller at behandlingen avbrytes helt. I tillegg bør det iverksettes tiltak for å sikre tilstrekkelig hydrering og minimere risikofaktorer som kan føre til nyrebelastning.

I tilfeller der det oppdages en forverring av nyrefunksjonen, bør det foretas en fullstendig vurdering av en nefrolog eller annen relevant spesialist for å diskutere passende behandlingsalternativer og minimere risikoen for ytterligere skade. Dette understreker viktigheten av helhetlig behandling og nøye overvåking av pasienter som bruker disse potensielt livsforandrende medikamentene.

Karsinom i skjoldbruskkjertelen

Den økte risikoen for kreft i skjoldbruskkjertelen, særlig medullært skjoldbruskkjertelkarsinom, ved bruk av GLP-1-reseptoragonister er en annen bivirkning som er like alvorlig som den er sjelden, og som krever spesiell oppmerksomhet. Disse bekymringene stammer fra prekliniske studier der man observerte en økt forekomst av svulster i skjoldbruskkjertelen hos gnagere som ble behandlet med GLP-1-reseptoragonister. Selv om slike funn ikke alltid er direkte overførbare til mennesker, har dette ført til økt årvåkenhet og forsiktighet ved forskrivning av disse legemidlene.

Medullært skjoldbruskkjertelkreft er en sjelden form for kreft i skjoldbruskkjertelen som oppstår fra de parafollikulære cellene (C-cellene) i skjoldbruskkjertelen. Denne kreftformen kan være aggressiv og vanskelig å behandle når den først har spredt seg. Sammenhengen mellom GLP-1-reseptoragonister og risikoen for medullær kreft i skjoldbruskkjertelen anses som en potensiell direkte stimulering av cellevekst ved hjelp av legemiddelet.

For pasienter med medullært tyreoideakarsinom i familien eller som lider av multippel endokrin neoplasi type 2 (MEN 2), anbefales det generelt ikke å bruke GLP-1-reseptoragonister. MEN 2 er en genetisk lidelse som er forbundet med høy risiko for medullært tyreoideakarsinom og andre endokrine lidelser.

Pasienter som behandles med GLP-1-reseptoragonister, bør gjøres oppmerksomme på mulige symptomer på problemer med skjoldbruskkjertelen, for eksempel hevelser eller klumper i halsen, heshet, svelgevansker eller pusteproblemer. Regelmessige undersøkelser av skjoldbruskkjertelen kan være en del av overvåkingsplanen, spesielt for pasienter med økt risiko.

Man kan derfor si at den potensielle risikoen for kreft i skjoldbruskkjertelen er en alvorlig faktor ved bruk av GLP-1-reseptoragonister, og at den behandlende legen må vurdere forholdet mellom risiko og nytte nøye, særlig i høyrisikogrupper.

Diabetisk retinopati

Diabetisk retinopati er en annen alvorlig komplikasjon ved diabetes som skyldes skade på blodårene i netthinnen og kan føre til synstap. Selv om GLP-1-reseptoragonister primært brukes til behandling av type 2-diabetes og vekttap og har mange positive effekter på blodsukkernivået og den generelle metabolske profilen, finnes det rapporter som tyder på en sammenheng mellom bruk av disse legemidlene og utvikling eller forverring av diabetisk retinopati.

De nøyaktige mekanismene som gjør at GLP-1-reseptoragonister kan bidra til retinopati, er ikke fullt ut forstått. En teori går ut på at raske endringer i blodsukkernivået, som kan forårsakes av GLP-1-reseptoragonistenes sterkt blodsukkersenkende effekt, kan føre til destabilisering av netthinnens blodkar. En annen mulighet kan være at legemidlene har indirekte effekter på det vaskulære systemet, noe som fører til en forverring av netthinnens helse.

På grunn av disse potensielle risikoene er det viktig at pasienter som bruker GLP-1-reseptoragonister og som allerede har type 2-diabetes, regelmessig blir undersøkt av en øyelege. Dette inkluderer vanligvis årlige fundusundersøkelser. Dette innebærer at øyets bakside undersøkes for tegn på skade på blodårene. Det kan også utføres en optisk koherens-tomografi (OCT), en avbildningsundersøkelse som gir detaljerte bilder av øyets strukturer og kan gjenkjenne tidlige tegn på skade.

For pasienter med eksisterende øyesykdom eller pasienter som har risikofaktorer for å utvikle diabetisk retinopati, kan disse undersøkelsene være påkrevd oftere. Det anbefales også at alle pasienter som bruker GLP-1-reseptoragonister, informeres om symptomene på diabetisk retinopati, som tåkesyn, vansker med å se farger, mørkere eller tomme områder i synsfeltet og plutselig forekomst av flekker eller "flytende" prikker som kan tyde på blødning i øyet.

Regelmessig overvåking og tidlig oppdagelse kan minimere risikoen for alvorlig synshemming og sette i gang riktig behandling hvis det er nødvendig.

På grunn av disse sjeldne, men potensielt alvorlige bivirkningene er det viktig at både leger og pasienter er godt informert og gjennomfører regelmessige helsekontroller for å sikre at behandlingen forblir trygg. Ved tegn på disse alvorlige bivirkningene bør lege kontaktes umiddelbart, og behandlingen bør justeres deretter.

Langsiktig helserisiko ved injeksjoner for vekttap

Langvarig bruk av slankeinjeksjoner, særlig de som inneholder GLP-1-reseptoragonister, kan innebære en potensiell helserisiko som bør tas i betraktning når behandlingsbeslutninger tas. Disse legemidlene virker ved å stimulere GLP-1-reseptoren, noe som resulterer i økt insulinsekresjon, redusert glukagonfrigjøring og forsinket magetømming. Disse mekanismene bidrar ikke bare til vekttap, men har også effekter på ulike organsystemer som gir grunn til bekymring ved langtidsbruk.

Risiko for visse organsystemer

- Nyrefunksjon: Som allerede nevnt kan GLP-1-reseptoragonister utøve ekstra stress på nyrene hos personer med allerede eksisterende nedsatt nyrefunksjon. De mulige mekanismene for dette inkluderer dehydrering gjennom kvalme eller oppkast og direkte effekter på nyrefunksjonen.

Langvarig bruk kan øke risikoen for nyreskade, noe som gjør det nødvendig med regelmessig overvåking av nyrefunksjonen.

- Pankreatitt: Risikoen for kronisk eller tilbakevendende pankreatitt er også en alvorlig faktor, særlig for pasienter som tidligere har hatt denne tilstanden. Stimulering av GLP-1-reseptoren kan potensielt føre til en endring i utskillelsen av fordøyelsesenzymer, noe som kan øke risikoen for betennelse.

Langsiktige hormonelle og cellulære effekter

- Hormonbalanse: Kronisk bruk av GLP-1-reseptoragonister påvirker hormonbalansen, særlig hormonene som er forbundet med glukosemetabolismen. Dette kan ha langtidseffekter på stoffskiftet som vi ennå ikke kjenner de fulle konsekvensene av.

- Regulering av cellevekst: Noen studier tyder på at langvarig stimulering av GLP-1-reseptoren kan påvirke veksten av visse celletyper, noe som kan øke risikoen for visse kreftformer, for eksempel medullært skjoldbruskkjertelkarsinom. Disse bekymringene er først og fremst basert på dyrestudier og krever ytterligere forskning for å forstå relevansen for mennesker.

Anbefalinger for langtidsbruk

På grunn av disse potensielle risikoene anbefales det generelt at bruken av GLP-1-reseptoragonister overvåkes nøye, spesielt hos pasienter med allerede eksisterende tilstander eller risikofaktorer for de ovennevnte tilstandene. Regelmessige medisinske undersøkelser, inkludert blodprøver og funksjonstester av de berørte organsystemene, er avgjørende for å oppdage potensielle bivirkninger tidlig og justere behandlingen deretter.

Et helhetlig syn på pasientens helse og regelmessig vurdering av forholdet mellom risiko og nytte av behandlingen er avgjørende for å sikre at fordelene ved vekttap oppveier de potensielle risikoene på lang sikt. I noen tilfeller kan dette bety at man må vurdere alternative behandlingsformer eller justere doseringen for å minimere risikoen for helseskader på lang sikt.

Risiko for visse organsystemer

Bruk av GLP-1-reseptoragonister kan utsette nyrene for ekstra belastning hos personer med eksisterende **nedsatt** nyrefunksjon, ettersom disse legemidlene kan ha både direkte og indirekte effekter på nyrefunksjonen.

Indirekte effekter inkluderer dehydrering forårsaket av bivirkninger som kvalme og oppkast. Disse symptomene er særlig vanlige i begynnelsen av behandlingen, og kan være en belastning for nyrene, ettersom de har mindre væske tilgjengelig for de nødvendige filtreringsprosessene. De direkte effektene av legemidlene på nyrefunksjonen er ennå ikke fullt ut forstått, men det antas at de kan påvirke måten blodet strømmer gjennom nyrene og filtreres på.

Ved langvarig bruk av disse legemidlene er det grunn til bekymring for at de kumulative effektene kan føre til en gradvis forverring av nyrefunksjonen, særlig hos pasienter som allerede lider av nedsatt nyrefunksjon. Dette kan øke risikoen for alvorlige tilstander som kronisk nyresykdom eller til og med nyresvikt. Derfor er det viktig å overvåke nyrefunksjonen regelmessig. Dette inkluderer blodprøver for å bestemme serumkreatinin og glomerulær filtrasjonshastighet, som er viktige indikatorer på nyrenes ytelse. Det kan også utføres ytterligere urinanalyser for å oppdage tidlige tegn på nyreskade, som for eksempel forekomst av protein i urinen.

Hvis det er tegn på forverring av nyrefunksjonen, kan det være nødvendig å justere doseringen av medisinen eller til og med vurdere en alternativ behandling. Slike beslutninger bør tas i nært samarbeid med en lege for å sikre at behandlingen er sikker og effektiv, og for å beskytte pasientens helse og livskvalitet.

Bekymringen for risikoen for kronisk eller tilbakevendende **pankreatitt ved** bruk av GLP-1-reseptoragonister er også særlig relevant for pasienter som tidligere har hatt denne tilstanden. Disse legemidlene, som ofte brukes til å behandle type 2-diabetes og bidra til vekttap, virker ved å stimulere GLP-1-reseptoren, noe som forårsaker ulike fysiologiske responser i kroppen, blant annet ved å påvirke utskillelsen av fordøyelsesenzymer.

Stimulering av GLP-1-reseptoren kan føre til økt utskillelse av fordøyelsesenzymer fra bukspyttkjertelen før maten når tarmen, noe som kan føre til en for tidlig aktivering av disse enzymene. Normalt blir disse enzymene først aktive i tarmen, hvor de trygt kan arbeide med å fordøye maten. Men hvis de aktiveres for tidlig, kan de i stedet angripe bukspyttkjertelvevet, noe som fører til betennelse. Denne mekanismen kan øke risikoen for å utvikle eller forverre pankreatitt hos pasienter som bruker GLP-1-reseptoragonister.

Behandling og håndtering av pasienter som er mottakelige for pankreatitt og bruker GLP-1-reseptoragonister, krever derfor spesielt nøye overvåking. Symptomer på pankreatitt omfatter sterke magesmerter som kan stråle ut i ryggen, kvalme, oppkast, feber og rask hjerterytme. Hvis disse symptomene oppstår, bør pasienten oppsøke lege umiddelbart.

I tillegg bør helsepersonell nøye vurdere risiko og nytte ved fortsatt behandling med GLP-1-reseptoragonister. I noen tilfeller kan det være nødvendig å justere behandlingen eller velge alternative behandlingsmetoder for å minimere risikoen for pankreatitt. Disse beslutningene bør tas på individuell basis, der det tas hensyn til pasientens komplette sykehistorie og personlige omstendigheter for å sikre trygg og effektiv behandling.

Langsiktige hormonelle og cellulære effekter

Langtidsbruk av GLP-1-reseptoragonister og deres innvirkning på hormonbalansen er en viktig faktor å ta hensyn til i behandlingen, særlig ved kroniske tilstander som type 2-diabetes og fedme.

Disse legemidlene regulerer ikke bare blodsukkernivået ved å påvirke insulinsekresjonen og forsinke tømmingen av magesekken, men har også en effekt på ulike hormoner som er involvert i reguleringen av glukosemetabolismen.

GLP-1-reseptoragonister stimulerer utskillelsen av insulin, et nøkkelhormon som bidrar til å regulere blodsukkernivået etter et måltid ved å fremme opptaket av glukose i cellene. Samtidig undertrykker disse legemidlene frigjøringen av glukagon, et hormon som produseres av bukspyttkjertelen for å øke blodsukkeret ved å fremme frigjøring av lagret sukker fra leveren. Ved å senke glukagonsekresjonen bidrar GLP-1-reseptoragonister til å redusere leverens glukoseproduksjon, noe som senker blodsukkernivået ytterligere.

Disse endringene i insulin- og glukagonbalansen kan føre til effektiv kontroll av blodsukkernivået, men de langsiktige effektene av disse hormonelle endringene er ennå ikke fullt ut forstått. Det er en mulighet for at kronisk forstyrrelse av disse hormonene kan påvirke andre metabolske veier, for eksempel lipidmetabolismen eller energihomeostasen, noe som potensielt kan føre til uønskede effekter.

I tillegg kan disse legemidlene påvirke kroppsvekten ved å øke metthetsfølelsen og dermed bidra til vekttap. Denne effekten er i stor grad positiv, men vedvarende manipulering av metthetshormoner og energimetabolisme kan forstyrre den naturlige balansen mellom sult og metthet på lang sikt.

På grunn av disse potensielle effektene er det viktig at klinikere og pasienter nøye overvåker de hormonelle effektene av GLP-1-reseptoragonister og utfører regelmessige vurderinger for å oppdage og håndtere eventuelle metabolske bivirkninger på et tidlig stadium. Beslutningen om å fortsette behandlingen bør alltid ta hensyn til den enkelte pasients respons og inkludere en kontinuerlig vurdering av forholdet mellom risiko og nytte for å sikre pasientens optimale helse og velvære på lang sikt.

Langvarig stimulering av GLP-1-reseptoren ved visse diabetes- og vektkontrollmediciner kan også, ifølge enkelte studier, påvirke celleveksten og potensielt øke risikoen for visse typer kreft, inkludert medullært skjoldbruskkjertelkarsinom. Disse funnene er hovedsakelig basert på dyrestudier, noe som gjør det vanskelig å tolke og overføre resultatene til mennesker.

Dyrestudier har også vist at aktivering av GLP-1-reseptoren ikke bare påvirker metabolske prosesser, men også fremmer vekst og differensiering av visse celletyper. Noen studier har vist en økt forekomst av C-cellehyperplasi og svulster hos gnagere, særlig i skjoldbruskkjertelen. C-celler er ansvarlige for produksjonen av kalsitonin, og hyperaktivitet i disse cellene kan føre til medullært skjoldbruskkjertelkarsinom, en sjelden, men ofte aggressiv krefttype.

Relevansen av disse funnene for mennesker er fortsatt kontroversiell. Selv om disse dyrebaserte dataene indikerer en potensiell risikoøkning, er det ikke klart påvist sammenlignbare effekter ved klinisk bruk hos mennesker. Likevel gir slike resultater grunn til økt forsiktighet og tettere oppfølging av pasienter som behandles med GLP-1-reseptoragonister, særlig de som har en familiehistorie med medullært tyreoideakarsinom eller genetiske sykdommer som multippel endokrin neoplasi type 2, som allerede har økt risiko for slike kreftformer.

På grunn av disse potensielle risikoene anbefales det at pasienter som bruker GLP-1-reseptoragonister, bør gjennomgå regelmessige undersøkelser av skjoldbruskkjertelen for å oppdage tidlige tegn på C-cellehyperplasi eller andre unormale forandringer. Samtidig er det behov for fortsatt vitenskapelig forskning for å forstå mekanismene som påvirker celleveksten, og for å fastslå hvor stor risikoen for mennesker faktisk er. Denne kunnskapen er avgjørende for å kunne garantere sikkerheten ved behandling med GLP-1-reseptoragonister og for å kunne ta informerte behandlingsbeslutninger som balanserer langsiktige fordeler mot potensielle risikoer.

Kontraindikasjoner

Bruk av injeksjoner for vekttap, spesielt de som inneholder GLP-1-reseptoragonister, er kontraindisert hos visse pasientgrupper på grunn av økt risiko for alvorlige bivirkninger eller komplikasjoner. Viktige kontraindikasjoner inkluderer:

- Medullært tyreoideakarsinom og multippel endokrin neoplasi type 2 (MEN 2): Personer med en personlig eller familiær historie med disse sykdommene bør unngå GLP-1-reseptoragonister. Medullært tyreoideakarsinom er en sjelden form for kreft i skjoldbruskkjertelen som oppstår fra C-cellene i skjoldbruskkjertelen. MEN 2 er en genetisk lidelse som fører til ulike former for endokrin neoplasi, inkludert medullært tyreoideakarsinom. Bruk av GLP-1-reseptoragonister kan øke risikoen for å utvikle disse kreftformene på grunn av den potensielle stimulerende effekten på C-cellenes vekst.
- Alvorlig nedsatt nyrefunksjon: Pasienter med alvorlig nedsatt nyrefunksjon eller nyresykdom bør også være forsiktige eller unngå GLP-1-reseptoragonister. Som tidligere nevnt kan disse legemidlene belaste nyrefunksjonen ytterligere, spesielt hvis nyrefunksjonen allerede er nedsatt. Nedsatt nyrefunksjon kan svekke utskillelsen av legemidlet og føre til akkumulering, noe som øker risikoen for bivirkninger.

- Pankreatitt: Pasienter som lider av pankreatitt eller har en historie med denne tilstanden, bør avstå fra å bruke GLP-1-reseptoragonister. Legemidlene kan øke risikoen for tilbakefall av pankreatitt eller forverring av tilstanden ettersom de kan påvirke utskillelsen av fordøyelsesenzymer, noe som kan føre til betennelse.
- Gastrointestinale sykdommer: Pasienter med alvorlige gastrointestinale tilstander bør bruke GLP-1-reseptoragonister med forsiktighet. Ettersom disse legemidlene ofte kan forårsake bivirkninger som kvalme, oppkast, diaré og forstoppelse, kan de forverre eksisterende tilstander som irritabel tarmsyndrom, ulcerøs kolitt eller Crohns sykdom.
- Graviditet og amming: Det finnes ikke tilstrekkelige data om sikkerheten ved bruk av GLP-1-reseptoragonister under graviditet og amming. Som en forholdsregel bør disse legemidlene unngås i disse periodene med mindre fordelen klart oppveier risikoen for det ufødte barnet eller spedbarnet.
- Kardiovaskulær sykdom: Selv om GLP-1-reseptoragonister kan ha noen gunstige effekter på hjerte- og karsystemet, bør personer med alvorlig hjerte- og karsykdom, som f.eks. fremskreden hjertesvikt eller ustabil angina pectoris, vurdere å bruke disse legemidlene kun under nøye medisinsk tilsyn.

- Alvorlig leversykdom: Personer med alvorlig leversykdom bør også utvise forsiktighet eller unngå bruk av GLP-1-reseptoragonister. Leveren spiller en sentral rolle i metabolismen av mange legemidler, og nedsatt leverfunksjon kan påvirke behandlingen av disse midlene, noe som kan føre til økte konsentrasjoner i kroppen og potensielt toksiske effekter.
- Alvorlige allergiske reaksjoner: Pasienter som tidligere har hatt alvorlige allergiske reaksjoner på GLP-1-reseptoragonistkomponenter, bør ikke bruke dette legemidlet. Allergiske reaksjoner kan variere fra hudutslett til anafylaksi, en potensielt livstruende reaksjon.
- Alkoholmisbruk: Personer som misbruker alkohol for tiden eller har en historie med alkoholmisbruk, bør også være forsiktige, da alkohol kan stresse bukspyttkjertelen og øke risikoen for pankreatitt ytterligere. GLP-1-reseptoragonister kan øke denne risikoen ytterligere.

For pasienter som lider av noen av de ovennevnte tilstandene, er det viktig å vurdere alternative behandlinger og samarbeide tett med helsepersonell for å utvikle en trygg og effektiv behandlingsplan. Disse forholdsreglene vil bidra til å minimere risikoen for alvorlige komplikasjoner og beskytte pasientens helse.

Forebyggende tiltak

Ved bruk av GLP-1-reseptoragonister er det viktig å ta spesielle forholdsregler, spesielt for personer som allerede lider av kroniske sykdommer. Disse medisinene kan potensielt forverre eksisterende helseproblemer. Derfor er omfattende og regelmessig oppfølging av helsepersonell avgjørende for å sikre at behandlingen er trygg og effektiv.

Regelmessig overvåking bør omfatte følgende aspekter:

- Blodprøver: Disse er viktige for å overvåke endringer i blodsukkernivået, nyrefunksjonen, leverfunksjonen og andre viktige parametere som kan påvirkes av medisineringen. Blodprøvene bidrar også til å vurdere hvor effektiv behandlingen er og til å oppdage tidlige tegn på komplikasjoner.

- Overvåking av nyrefunksjonen: Ettersom GLP-1-reseptoragonister kan føre til ytterligere skade hos pasienter med nedsatt nyrefunksjon, er det spesielt viktig å kontrollere nyrefunksjonen regelmessig. Tester som måling av serumkreatinin og beregning av glomerulær filtrasjonshastighet (GFR) er standard.

- Doseringsjusteringer: Avhengig av de individuelle reaksjonene på behandlingen og resultatene av de regelmessige kontrollene, kan det være nødvendig å justere doseringen. Dette er spesielt viktig for pasienter som viser tegn på bivirkninger eller hos hvem nyre- eller leverfunksjonen forverres.

I tillegg bør pasientene informeres om mulige bivirkninger og symptomer som kan tyde på alvorlige komplikasjoner. Disse inkluderer gastrointestinale plager, urinforandringer, uforklarlig vekttap, gulfarging av hud eller øyne og sterke magesmerter. Slike symptomer krever umiddelbar medisinsk vurdering.

Et tett samarbeid mellom pasienter og helsepersonell er viktig for å sikre trygg bruk av GLP-1-reseptoragonister. Pasientene bør oppfordres til å møte opp til alle legekonsultasjoner og rapportere eventuelle endringer i helsetilstanden uten forsinkelse. Denne proaktive tilnærmingen vil bidra til å minimere potensielle risikoer og maksimere de terapeutiske fordelene ved denne behandlingen.

Blanding av ulike medisiner

Kombinasjon eller blanding av ulike legemidler for vekttap i form av injeksjoner bør håndteres med forsiktighet og anbefales ikke uten uttrykkelig veiledning og tilsyn fra kvalifisert helsepersonell. Ulike midler som brukes til vekttap har spesifikke virkningsmekanismer og virkemåter, og kombinasjonen av dem kan føre til uforutsette interaksjoner, bivirkninger eller helserisiko.

- Farmakologiske interaksjoner: Ulike slankemedisiner, som GLP-1-reseptoragonister (f.eks.

liraglutid, semaglutid), har forskjellige farmakologiske egenskaper. Kombinasjonen av disse legemidlene kan føre til en økning eller reduksjon i effekten av ett eller begge legemidlene, eller til og med til nye bivirkninger.

- Økte bivirkninger: Noen av de vanligste bivirkningene av GLP-1-agonister inkluderer kvalme, oppkast, diaré og mulig irritasjon på injeksjonsstedet. Kombinasjonen av flere av disse legemidlene kan øke risikoen for og alvorlighetsgraden av disse bivirkningene.
- Regulatoriske og kliniske retningslinjer: Det finnes foreløpig lite kliniske data om sikkerhet og effekt av å kombinere ulike injiserbare legemidler for vekttap. Legemidler godkjennes vanligvis for bruk basert på kliniske studier som viser at de er sikre og effektive som monoterapi eller i en spesifikk kombinasjonsbehandling.

Enhver form for kombinasjonsbehandling bør kun brukes under tilsyn og med tillatelse fra helsepersonell. Det er viktig at pasienter informerer legen sin om alle medisiner de tar, inkludert de som brukes for vekttap.

Hvilken slankeinjeksjon for hvem?

Som vist finnes det ulike typer medisiner på markedet som varierer i virkningsmåte og bruksområder. Valget av et passende medikament avhenger av flere faktorer, inkludert individuell helsehistorie, tilstedeværelsen av samtidige sykdommer, toleranse og anbefalinger fra den behandlende legen.

Utvalg etter forberedelse

Her er noen av de vanligste typene injeksjoner for vekttap og deres typiske bruksområder:

GLP-1-reseptoragonister (Wegovy, Saxenda, Trulicity)

Klassen av GLP-1-reseptoragonister (glukagonlignende peptid-1-agonister) er spesielt effektive for behandling av overvekt og fedme, særlig hos personer med type 2-diabetes eller prediabetes. De mest kjente legemidlene i denne klassen omfatter liraglutid (Saxenda), semaglutid (Wegovy) og dulaglutid (Trulicity). Disse legemidlene benytter en innovativ tilnærming til vektkontroll og blodsukkerregulering ved å etterligne og modulere kroppens egne mekanismer.

GLP-1-reseptoragonister etterligner virkningen av det naturlige hormonet GLP-1, som produseres i tarmen og spiller en rolle i reguleringen av blodsukkernivået og appetitten. De viktigste effektene av disse legemidlene inkluderer

Økning i insulinsekresjon

GLP-1-reseptoragonister utnytter hormonet glukagonlignende peptid-1, som produseres i tarmen og spiller en sentral rolle i reguleringen av blodsukkernivået. Når mat inntas og blodsukkeret stiger, binder GLP-1 seg til reseptorer på betacellene i bukspyttkjertelen. Denne bindingen får betacellene til å frigjøre mer insulin, et hormon som er nødvendig for å transportere glukose fra blodet inn i cellene. Dette fører til et fall i blodsukkernivået. Samtidig bidrar GLP-1 til å undertrykke produksjonen av glukagon, et hormon som produseres av alfacellene i bukspyttkjertelen, og som øker blodsukkernivået ved å stimulere leveren til å frigjøre lagret glukose. Reduksjon av glukagon bidrar til å holde blodsukkernivået stabilt etter et måltid.

Denne doble virkemåten til GLP-1 er spesielt gunstig i behandlingen av type 2-diabetes, ettersom den bidrar til å regulere blodsukkernivået mer effektivt samtidig som den reduserer sannsynligheten for blodsukkertopper og -topper. Ettersom GLP-1-reseptoragonister øker insulinsekresjonen på en glukoseavhengig måte, økes insulinsekresjonen bare når blodsukkeret er høyt, men ikke når blodsukkeret er lavt, noe som reduserer risikoen for hypoglykemi. I tillegg til å forbedre den glykemiske kontrollen gir disse legemidlene også fordelen av vekttap ved å øke metthetsfølelsen og forsinke tømmingen av magesekken, noe som i siste instans fører til lavere kaloriinntak. Disse egenskapene gjør GLP-1-reseptoragonister til et effektivt behandlingsalternativ som ikke bare forbedrer blodsukkernivået, men som også bidrar til generell helseforbedring ved å hjelpe til med vektkontroll.

Reduksjon i frigjøring av glukagon

GLP-1-reseptoragonister påvirker ikke bare insulinproduksjonen, men også mengden av hormonet glukagon, som skilles ut av bukspyttkjertelen. Normalt bidrar glukagon til å øke blodsukkernivået ved å stimulere leveren til å frigjøre lagret glukose til blodbanen. Ved å redusere glukagonproduksjonen kan disse legemidlene senke blodsukkernivået mer effektivt. Denne reduksjonen er avgjørende fordi den bidrar til å dempe blodsukkerstigninger som følge av måltider, og dermed forbedrer blodsukkerstabiliteten gjennom dagen.

Dette er spesielt viktig for behandling av type 2-diabetes, der jevn blodsukkerkontroll er avgjørende for å unngå langsiktige helsekomplikasjoner.

Forsinket tømming av magesekken

GLP-1-reseptoragonister påvirker hvor raskt maten forlater magesekken ved å forsinke magesekktømmingen. Denne effekten har fordeler for vektkontroll og behandling av type 2-diabetes. Når maten blir værende lenger i magesekken, fører dette til en forlenget metthetsfølelse. Denne forlengede metthetsfølelsen kan bidra til at man spiser sjeldnere eller mindre porsjoner, fordi trangen til å spise dempes av metthetsfølelsen.

Den langsommere tømmingen av magesekken spiller også en viktig rolle i blodsukkerreguleringen. Når maten kommer saktere ned i tynntarmen, frigjøres glukosen mer gradvis til blodet, noe som resulterer i en jevnere og mindre spiss blodsukkerkurve etter måltider. Dette bidrar til å redusere de typiske blodsukkerstigningene etter måltider som er vanlige hos personer med diabetes, og som kan føre til langsiktige helseproblemer.

I tillegg bidrar GLP-1-reseptoragonister til langsommere tømming av magesekken, noe som er effektivt for vektkontroll. Ved å øke og forlenge metthetsfølelsen bidrar disse legemidlene til at folk inntar færre kalorier, noe som kan fremme vekttap. Denne mekanismen er spesielt verdifull ettersom overvekt og fedme er nært knyttet til utvikling og forverring av type 2-diabetes. Disse legemidlenes evne til å påvirke både glykemisk kontroll og kroppsvekt i positiv retning gjør dem til et viktig alternativ i behandlingsstrategien for overvektige pasienter med type 2-diabetes.

Regulering av appetitten

GLP-1-reseptoragonister har en interessant effekt som går utover den direkte effekten på mage og bukspyttkjertel. Disse legemidlene påvirker også hjernen, noe som fører til bedre regulering av appetitt og metthetsfølelse. Dette skjer ved at de virker på spesifikke områder i hjernen som er ansvarlige for å regulere sult og matinntak. Ved å aktivere disse områdene i hjernen økes metthetsfølelsen og appetitten reduseres, noe som får pasientene til å spise mindre.

Disse legemidlenes evne til å påvirke sentralnervesystemet direkte og forsterke signalene om velvære og metthet er avgjørende for at de lykkes med å støtte vekttap. Denne prosessen fører til en reduksjon i kaloriinntaket fordi den langvarige metthetsfølelsen gjør det lettere å spise mindre måltider og redusere småspising. Det reduserte kaloriinntaket er en naturlig konsekvens av at man føler seg mindre sulten.

I tillegg hjelper GLP-1-reseptoragonistenes effekt på hjernen pasientene til å endre spisevanene sine og ta sunnere valg, noe som kan føre til en mer bærekraftig vektkontroll på lang sikt. Denne atferdsendringen er spesielt verdifull, ettersom den bidrar til å bryte den ofte vanskelige syklusen med slanking og vektøkning som plager mange mennesker med fedme.

GLP-1-reseptoragonister gjør det mulig for pasienter å kontrollere kaloriinntaket og oppnå langsiktig vekttap gjennom en kombinasjon av fysiske og psykologiske effekter. Denne helhetlige tilnærmingen til behandling av fedme og type 2-diabetes gjør dem til et verdifullt alternativ i moderne medisinsk behandling.

Klinisk anvendelse og fordeler

For personer med type 2-diabetes eller prediabetes har disse medisinene en dobbel funksjon ved at de både bidrar til vektreduksjon og bedre glykemisk kontroll. Vektkontroll er en viktig del av behandlingen av type 2-diabetes, ettersom overvekt og fedme kan forverre insulinresistensen, noe som i sin tur forverrer sykdommen ytterligere.

De vanligste bivirkningene av GLP-1-reseptoragonister er gastrointestinale plager som kvalme, oppkast, diaré og forstoppelse. Disse bivirkningene er vanligvis milde til moderate og blir ofte bedre med tiden. Det finnes også sjeldne, men mer alvorlige risikoer som pankreatitt, nyreproblemer og mulige svulster i skjoldbruskkjertelen som må vurderes før behandlingen starter.

Amylin-analoger (Symlin)

Amylinanaloger, som pramlintid (Symlin), representerer en spesiell klasse av diabetesmedisiner som brukes som supplement til insulinbehandling. Pramlintid er en syntetisk analog av det humane hormonet amylin, som produseres naturlig av betacellene i bukspyttkjertelen sammen med insulin. Hos personer med diabetes, særlig type 1-diabetes og type 2-diabetes, som bruker insulin, er produksjonen eller effekten av amylin ofte utilstrekkelig.

Pramlintide virker ved å etterligne de naturlige funksjonene til amylin, som har flere viktige effekter på blodsukkerkontrollen og matinntaket. For det første bremser det tømmingen av magesekken etter et måltid, noe som resulterer i en langsommere frigjøring av glukose i blodbanen og dermed reduserer blodsukkernivået etter måltidet. Denne langsommere tømmingen av magesekken bidrar også til å forlenge metthetsfølelsen, noe som kan redusere den totale mengden mat som inntas. I tillegg hemmer pramlintid utskillelsen av glukagon, et hormon som øker blodsukkernivået ved å stimulere leveren til å frigjøre glukose. Ved å redusere utskillelsen av glukagon bidrar pramlintid til å stabilisere blodsukkernivået etter måltid ytterligere.

Pramlintide er spesielt egnet for pasienter med diabetes som ikke kan kontrollere blodsukkernivået optimalt til tross for insulinbehandling. Det er særlig interessant for type 1-diabetikere som trenger ekstra kontroll over blodsukkertoppene, og for type 2-diabetikere som bruker insulin og har problemer med å nå blodsukkermålene sine. I tillegg kan pramlintid være til nytte for pasienter med overvekt eller fedme som også har diabetes, ettersom det øker metthetsfølelsen og dermed potensielt kan bidra til vekttap.

Pramlintide er en verdifull støtte for pasienter som får strukturert diabetesbehandling og som stadig sliter med svingninger i blodsukkernivået. Det bidrar til å moderere glukoseopptaket etter måltider, noe som gjør det lettere å oppnå og opprettholde mer stabile blodsukkernivåer. Bruk av pramlintid krever nøye koordinering og overvåking av lege, da det kan være nødvendig å justere insulindosen for å unngå hypoglykemi.

Pramlintide forbedrer livskvaliteten til pasientene gjennom bedre glykemisk kontroll og støtter vektkontrollmål, noe som gjør det til et viktig supplement i behandlingen av diabetes, spesielt for dem som allerede bruker insulin.

Kombinasjonspreparater (Contrave)

Bupropion/naltrekson, kjent under handelsnavnet Contrave, er et slankemiddel som kombinerer to virkestoffer som virker synergistisk for å påvirke appetitt og sult. Dette medikamentet er spesielt interessant fordi det griper inn på en unik måte i de nevrokjemiske prosessene i hjernen som påvirker spiseatferd, humør og mulige avhengighetsmekanismer.

Bupropion er et virkestoff som opprinnelig ble brukt som antidepressivt middel og til røykeslutt. Det virker først og fremst som en dopamin- og noradrenalinreopptakshemmer, noe som betyr at det øker tilgjengeligheten av disse nevrotransmitterne i hjernen. Dopamin spiller en sentral rolle i belønning og motivasjon, og kan også påvirke suget etter mat, særlig etter søt eller fet mat, som ofte er forbundet med belønningssignaler. Noradrenalin, på sin side, er involvert i reguleringen av årvåkenhet og energiforbruk.

Naltrekson, det andre legemiddelet i kombinasjonen, brukes vanligvis til å behandle alkohol- og opiatavhengighet. Det fungerer som en opioidreseptorantagonist, noe som betyr at det blokkerer effekten av opioider som forekommer naturlig i hjernen og er en del av kroppens belønningssystem. Ved å blokkere disse reseptorene kan naltrekson bidra til å redusere suget og belønningsfølelsen forbundet med spising.

Kombinasjonen av bupropion og naltrekson i Contrave utnytter disse mekanismene for å redusere appetitten og øke metthetsfølelsen. Ved å forbedre humøret og gi økt årvåkenhet, samtidig som naltrekson demper de belønnende aspektene ved å spise, reduseres den generelle lysten på mat. Dette gjør Contrave til et effektivt alternativ for personer som sliter med overvekt eller fedme, spesielt når disse tilstandene er forbundet med emosjonelle aspekter som stressspising eller nedstemthet.

I tillegg til vekttap kan Contrave også være egnet for personer som også sliter med avhengighetsatferd eller stemningslidelser. De antidepressive egenskapene til bupropion kan være til støtte for pasienter med depressive lidelser, og de avhengighetsdempende egenskapene til naltrekson kan være til hjelp når spiseatferd ses på som en del av et avhengighetsproblem.

Legemidlet brukes vanligvis som en del av en omfattende behandlingsplan for vektkontroll som inkluderer kostholdsendringer, fysisk aktivitet og atferdsendringer. Før du bruker Contrave, er det viktig å søke medisinsk råd, da legemidlet kan interagere med andre medisiner og ikke er egnet for alle pasienter. Det kan forårsake bivirkninger som kvalme, forstoppelse, hodepine og av og til forhøyet blodtrykk, noe som må overvåkes og vurderes av lege.

Helsestatus som utvelgelseskriterium

Når man skal velge en slankeinjeksjon som brukes i behandlingen av overvekt og fedme, er det mange faktorer som må tas i betraktning for å sikre at medisinen er effektiv og trygg. Pasientens helsetilstand spiller en sentral rolle i dette.

Eksisterende tilstander som diabetes kan ha stor betydning for valg av medikamenter. GLP-1-reseptoragonister kan for eksempel være spesielt egnet i slike tilfeller, ettersom de ikke bare hjelper med vektkontroll, men også forbedrer blodsukkerkontrollen. Disse medikamentene kan derfor være dobbelt fordelaktige for diabetikere som ønsker å gå ned i vekt.

Hjerte- og karsykdommer er også viktig når du skal velge slankemedisin. Noen mediciner kan påvirke hjerte- og karsystemet, for eksempel ved å øke blodtrykket eller hjertefrekvensen. Her er det viktig å velge en medisin som er trygg for pasienter med slike eksisterende tilstander, eller å justere doseringen deretter.

Psykiske problemer som depresjon eller angstlidelser må også tas i betraktning, ettersom noen slankemedisiner kan ha innvirkning på humør og velvære. Mediciner som påvirker sentralnervesystemet, som for eksempel bupropion, som også har antidepressive effekter, kan være å foretrekke i slike tilfeller.

Valg av riktig medisinering for vekttap må derfor alltid være en individuell beslutning basert på en omfattende medisinsk vurdering. Det er viktig at legen tar hensyn til alle aspekter ved pasientens helse for å sikre en trygg og effektiv behandling. Mulige interaksjoner med andre medisiner pasienten tar, samt individuelle omstendigheter og behov, bør også tas med i beslutningsprosessen.

Interaksjoner med andre medisiner som kriterium

Et annet viktig trinn i en trygg og effektiv behandling av overvekt og fedme er å sjekke om det finnes interaksjoner mellom en slankeinjeksjon og andre medisiner pasienten bruker. Interaksjoner kan redusere effekten av behandlingen, øke uønskede bivirkninger eller til og med forårsake farlige helseproblemer.

For eksempel kan GLP-1-reseptoragonister, som ofte brukes for vekttap, ha potensielle interaksjoner med en rekke andre medisiner. De kan påvirke hvor raskt legemidler frigjøres fra magesekken, noe som kan endre opptaket og effekten av disse legemidlene. Dette er spesielt relevant for medisiner som krever presis dosering, for eksempel orale antidiabetika eller blodtrykksmediciner.

Ved bruk av bupropion/naltrekson, et annet vanlig alternativ for injeksjoner til vektreduksjon, må legene være oppmerksomme på kombinasjonen med andre stoffer som påvirker sentralnervesystemet, for eksempel visse antidepressiva eller antipsykotika. Bupropion kan øke risikoen for krampeanfall, særlig i kombinasjon med legemidler som senker krampeterskelen.

Det er også viktig å ta hensyn til samspillet mellom slankeinjeksjoner og medisiner som påvirker blødningsrisikoen, ettersom noen av disse slankemedisinene kan påvirke blodproppene. Dette kan føre til komplikasjoner hos pasienter som tar antikoagulantia som warfarin.

Vurdering av slike interaksjoner krever nøye overveielse og noen ganger justering av doseringen eller tidsplanen for medisinbruk. Det er viktig at leger og farmasøyter går gjennom en fullstendig liste over alle legemidler, inkludert reseptbelagte, reseptfrie og naturlegemidler, som en pasient bruker før de forskriver en injeksjon for vekttap. Pasientene bør også oppfordres til å rapportere eventuelle endringer i medisineringen eller oppstart av ny medisinering for å sikre at behandlingsplanen forblir trygg og effektiv.

Bivirkninger som utvalgskriterium

Ved valg av slankeinjeksjoner må man også ta hensyn til potensielle bivirkninger, da disse kan påvirke pasientens livskvalitet og i noen tilfeller utgjøre en alvorlig helserisiko. De vanligste bivirkningene forbundet med disse medikamentene, som kvalme, oppkast, diaré og forstoppelse, er ofte et uttrykk for medikamentets effekt på mage-tarmkanalen. Disse symptomene kan oppstå særlig i den innledende fasen av behandlingen, og kan avta etter hvert som kroppen venner seg til medisinen.

Den langsommere tømmingen av magesekken, som er en vanlig effekt av mange slankemedisiner, kan føre til kvalme og forstoppelse. Selv om denne effekten kan bidra til vekttap ved å forlenge metthetsfølelsen, kan det tilhørende ubehaget være vanskelig å håndtere for noen pasienter. Diaré og oppkast kan også oppstå når kroppen reagerer på endringen i matinntaket og de aktive ingrediensene i medisinen.

I tillegg finnes det mer alvorlige, men mindre vanlige bivirkninger som må tas i betraktning når man bestemmer seg for en bestemt slankekur. For eksempel kan risikoen for pankreatitt, en betennelse i bukspyttkjertelen, være økt ved bruk av enkelte GLP-1-reseptoragonister. Dette er en alvorlig medisinsk tilstand som krever umiddelbar behandling. Nyreproblemer kan også oppstå, særlig hvis legemidlet forstyrrer væskeopptaket eller hvis det allerede foreligger en eksisterende nyreskade.

Valg av riktig medisinering bør derfor ikke bare være basert på effekt, men også ta hensyn til pasientens individuelle toleranse og risikoprofil. Det er viktig at lege og pasient samarbeider om å veie fordeler og ulemper ved de ulike behandlingsalternativene opp mot hverandre, og at man tar hensyn til hvordan bivirkningene kan påvirke pasientens daglige livsstil og generelle helse. Åpen kommunikasjon om eventuelle bivirkninger og vilje til å justere behandlingen om nødvendig er avgjørende for å sikre at behandlingen ikke bare er effektiv, men også trygg.

Langtidseffekter som utvalgskriterium

Å velge en slankeinjeksjon som en del av en omfattende vektkontrollplan som inkluderer kostholdsendringer, fysisk aktivitet og atferdsterapi, er et viktig skritt for å oppnå langsiktig vektreduksjon. Hvor egnet ulike typer slankeinjeksjoner er for langtidsbehandling, varierer faktisk avhengig av virkningsmåte, effektivitet, sikkerhetsprofil og pasientens toleranse.

Noen av de mest brukte injeksjonene for vektreduksjon er basert på GLP-1-reseptoragonister, som liraglutid, semaglutid og dulaglutid. Disse legemidlene er ikke bare effektive når det gjelder å redusere kroppsvekten, men har også positive effekter på glukosemetabolismen, noe som gjør dem spesielt nyttige for pasienter med type 2-diabetes. Effekten på ventrikkeltømming og insulinsekresjon gjør dem til et attraktivt alternativ for langtidsbehandling, særlig fordi de også kan redusere risikoen for hjerte- og karsykdommer.

Disse medikamentene egner seg generelt godt til langtidsbruk, ettersom de bidrar til å forbedre den generelle metabolske helsen i tillegg til vekttap. Pasienter som bruker GLP-1-reseptoragonister rapporterer ofte om en vedvarende forbedring av metthetsfølelsen og en reduksjon i kaloriinntaket, noe som gjør det lettere å opprettholde den reduserte kroppsvekten.

Legemidlenes toleranse- og sikkerhetsprofil er også avgjørende for beslutningen om å bruke dem i langtidsbehandling. GLP-1-reseptoragonister tolereres generelt godt, selv om de kan forårsake bivirkninger som kvalme og fordøyelsesbesvær hos noen pasienter. Disse bivirkningene er ofte forbigående og kan lindres ved å justere dosen eller andre støttende tiltak.

I tillegg til GLP-1-reseptoragonister finnes det andre medikamentklasser, som kombinasjonen av bupropion og naltrekson, som også kan være egnet for langtidsbruk, særlig hos pasienter som også sliter med psykologiske faktorer som depresjon eller avhengighetsatferd. Disse medikamentene kan bidra til å håndtere det emosjonelle aspektet ved spiseatferd, noe som for noen pasienter kan være en nøkkelfaktor i kampen mot fedme.

Valget av riktig slankeinjeksjon for langtidsbehandling avhenger derfor av individuelle faktorer som pasientens helsetilstand, samtidige sykdommer, medisinens sikkerhetsprofil og pasientens individuelle respons på behandlingen.

Tilgjengelighet som utvalgskriterium

Tilgjengeligheten av slankeinjeksjoner kan også være et viktig kriterium for folk som vurderer å ta slankepiller. På grunn av den økende populariteten til denne behandlingsmetoden og visse produksjonsbegrensninger, kan det oppstå regional mangel. Denne mangelen kan ha ulike årsaker:

- Produksjonskapasitet: Produksjonen av sprøyter til medisinering kan være kompleks og stille spesifikke krav til produksjonsmiljø og -teknologi.

Hvis kapasiteten er begrenset, kan det føre til flaskehalser i forsyningen.

- Myndighetstillatelser: I enkelte land eller regioner kan regulatoriske hindringer påvirke tilgjengeligheten av disse legemidlene. Godkjenningsprosedyrene kan ta lang tid, noe som forsinker markedslanseringen av nye produkter.

- Overskuddsetterspørsel: Ved en plutselig økning i etterspørselen, for eksempel på grunn av positive studieresultater eller offentlig interesse, kan det hende at den eksisterende produksjonskapasiteten ikke er tilstrekkelig til å dekke etterspørselen.

- Distribusjons- og logistikkproblemer: Globale eller lokale logistikkproblemer, for eksempel forårsaket av politiske endringer eller pandemier, påvirker også tilgjengeligheten av slike legemidler.

Det anbefales derfor at personer som vurderer behandling med slankeinjeksjoner, på et tidlig stadium undersøker tilgjengeligheten i sin region og eventuelt vurderer alternativer dersom det er vanskelig å få tak i disse medikamentene. Det er også viktig å se behandlingen i en helhetlig sammenheng som inkluderer kosthold og mosjon for å oppnå best mulig resultat, og ikke bare være avhengig av tilgjengeligheten til et enkelt medikament.

Kostnad som utvalgskriterium

Kostnaden for slankeinjeksjoner er et annet viktig valgkriterium for mange som vurderer å ta slankekur. De økonomiske aspektene kan ha stor betydning for tilgjengeligheten og beslutningen for eller imot en slik behandling.

Markedspriser og produsenter

Kostnaden for injeksjoner for vekttap kan variere avhengig av produsent og land. Patenterte legemidler er ofte dyrere enn sine generiske motstykker. Prisen kan også påvirkes av faktorer som markedseksklusivitet, produksjonskostnader og produsentens prispolitikk.

Kostnadene for injeksjoner for vekttap varierer avhengig av den spesifikke medisinen, doseringen og landets helsevesen.

Wegovy, som brukes til vekttap i høyere doser, koster i gjennomsnitt mellom 200 og 300 euro/USD per måned, avhengig av apotek og doseringskrav. Saxenda kan koste noe mindre, men ligger ofte i området 200 euro/USD per måned. Disse prisene kan variere avhengig av den individuelle dosen og antall sprøyter som kreves hver måned.

Ekstra kostnader

I tillegg til de direkte kostnadene ved selve injeksjonene, må det også tas høyde for ekstra utgifter til regelmessige legeundersøkelser, konsultasjoner og eventuell behandling av bivirkninger.

Forsikringsdekning

Spørsmålet om helseforsikringsdekning for legemidler til vektreduksjon er et vanskelig og inkonsekvent behandlet tema som er sterkt påvirket av nasjonale helsesystemer og spesifikke forsikringspoliser.

I mange land må visse kriterier, for eksempel en definert BMI-indeks, være oppfylt for at kostnadene skal dekkes av helseforsikringen. Vanligvis dekkes slike behandlinger bare av forsikringen hvis andre, mindre invasive metoder for vektreduksjon, som kosthold og trening, har vært prøvd uten å lykkes. Praksisen er ofte inkonsekvent innad i et land, og den er også ustabil fordi praksisen med slankeinjeksjoner, som fortsatt er relativt ny, ennå ikke er etablert.

Ledsagende medisinske tilstander spiller også en viktig rolle. Personer som lider av sykdomsrelaterte vektproblemer, som type 2-diabetes eller høyt blodtrykk, har ofte større sannsynlighet for å kvalifisere for dekning av medikamentell behandling, ettersom denne kan anses som nødvendig for å behandle den underliggende tilstanden. I disse tilfellene argumenterer leger og pasienter for at vektreduksjon ikke bare gir bedre livskvalitet, men også kan redusere de samlede kostnadene for helsevesenet ved å redusere andre helsekomplikasjoner.

De spesifikke retningslinjene og helseforsikringsselskapenes beslutninger varierer imidlertid betydelig. I noen land er helsevesenet mer innrettet mot å støtte forebyggende tiltak og kan derfor være mer tilbøyelig til å dekke slike behandlinger. I andre land er det derimot mindre sannsynlig at slike behandlinger dekkes, med mindre pasienten oppfyller en lang liste med krav.

I Tyskland, for eksempel, dekker ikke helseforsikringsselskapene generelt utgiftene til GLP-1-reseptoragonister for vekttap, som Wegovy (semaglutid) eller Saxenda (liraglutid), som en standard vektreduksjonsbehandling. Hovedbruken av disse legemidlene under helseforsikringsdekning er fokusert på spesifikke medisinske tilstander som går utover ønsket om vektreduksjon.

Overtakelse av kostnader kan imidlertid vurderes dersom følgende vilkår er oppfylt

- Tilstedeværelse av fedme: Som regel må pasienten ha en kroppsmasseindeks (BMI) på minst 30 kg/m², noe som regnes som fedme. I noen tilfeller, spesielt hvis det foreligger andre helseproblemer, kan kostnadene dekkes selv om BMI er 27 kg/m².
- Ytterligere helsekomplikasjoner: Pasienter med diabetesrelaterte komplikasjoner eller andre vektrelaterte helseproblemer som høyt blodtrykk, søvnapné eller visse hjerte- og karsykdommer kan også være berettiget til dekning.

- Mislykkede konvensjonelle tiltak: Vanligvis må konvensjonelle metoder for vektreduksjon, som diett og mosjon, ha blitt prøvd og vurdert som mislykket. Et medisinsk overvåket vektkontrollprogram som ikke har vist tilstrekkelige resultater, kan også være et kriterium.

Det er viktig at behandlende lege gir en grundig medisinsk begrunnelse og dokumentasjon for nødvendigheten av denne behandlingen, da helseforsikringsselskapene ofte nekter å dekke kostnadene uten dette. Avgjørelsen kan også variere fra helseforsikringsselskap til helseforsikringsselskap, og det anbefales å diskutere mulighetene og vilkårene for kostnadsdekning direkte med ditt eget helseforsikringsselskap.

Avgjørelsen om dekning påvirkes også ofte av økonomiske hensyn. Kostnadene ved medikamentell behandling for vekttap kan være høye, og forsikringsselskapene må veie de potensielle langsiktige besparelsene som følge av reduserte helseproblemer opp mot de umiddelbare kostnadene ved medisineringen.

Det anbefales derfor at pasienter som vurderer slik behandling, undersøker nøyaktig hva helseforsikringen dekker, og om nødvendig snakker med helsepersonell om mulighetene for å få disse kostnadene refundert.

Optimal bruk av vektreduksjonssprøyter

For å maksimere effekten av injeksjoner for vekttap og samtidig minimere risiko og bivirkninger, er det viktig med en helhetlig tilnærming som inkluderer riktig bruk og dosering, kombinasjon med diettplaner og treningsprogrammer, samt regelmessig oppfølging og justering av behandlingen.

Riktig påføring og dosering

Bruk av injeksjoner for vekttap, spesielt GLP-1-reseptoragonister, krever nøye pasientveiledning og opplæring for å sikre effektiv og trygg bruk. Prosessen begynner med grundig opplæring i korrekt håndtering og administrering av medisinen.

Opplæring for selvinjeksjon

Pasienter som bruker sprøyter til vekttap, må instrueres i teknikken for selvinjeksjon. Dette inkluderer korrekt opptrekk av medisinen fra hetteglasset eller håndtering av ferdigfylte penner. Opplæringen bør også omfatte en demonstrasjon av hvordan man fjerner beskyttelseshetten, setter nålen godt på plass og klargjør sprøyten for injeksjon. Det er viktig at pasientene lærer hvordan de fjerner luftbobler fra sprøyten for å sikre nøyaktig dosering.

Valg av injeksjonssted

Subkutan injeksjon gjør det mulig å administrere medisinen direkte under huden, noe som fremmer langsom og jevn absorpsjon av den aktive ingrediensen. Typiske injeksjonssteder er mage, lår og overarm. Disse områdene er foretrukket fordi de er lett tilgjengelige og har tilstrekkelig med subkutant fettvev, noe som gjør injeksjonen mindre smertefull. Pasientene bør instrueres i å bytte injeksjonssted ved hver injeksjon for å minimere risikoen for hudirritasjon, lipodystrofi eller infeksjon. Systematisk bytte av injeksjonssted kan bidra til å holde vevet friskt og optimalisere absorpsjonen av medikamentet.

Doseringsinstruksjoner

Doseringen av slankeinjeksjoner må tilpasses individuelt for å oppnå maksimal effekt med minst mulig bivirkninger. Startdosen er ofte lav og økes gradvis basert på pasientens toleranse og reaksjoner. Denne gradvise økningen hjelper kroppen til å venne seg til medisinen og kan redusere hyppigheten og alvorlighetsgraden av bivirkninger som kvalme og oppkast. Den nøyaktige doseringen og tidsplanen for økningen bør kommuniseres tydelig for å sikre at pasienten følger retningslinjene til punkt og prikke.

Overvåking og tilpasning

Kontinuerlig oppfølging av helsepersonell er avgjørende for å kunne vurdere pasientens respons på behandlingen og justere dosen deretter. Regelmessige oppfølgingsbesøk gjør det mulig for legen å vurdere behandlingens effektivitet og reagere på eventuelle bivirkninger. Disse besøkene gir også mulighet til å gjennomgå og korrigere selvinjeksjonsteknikken, noe som er spesielt viktig for å sikre at pasienten følger behandlingen og har det bra på lang sikt.

Ved å implementere disse omfattende opplærings- og oppfølgingsstrategiene kan pasientene ikke bare bli bedre i stand til å styre behandlingen selv, men også øke sjansene for et vellykket og varig vekttap.

Kombinasjon med ernæringsplaner og treningsprogrammer

Vektreduksjonsinjeksjoner kan bidra betydelig til vekttap, særlig når de brukes som en del av et omfattende vektkontrollprogram som inkluderer nøye tilpassede kostholds- og treningsplaner. Denne integrerte tilnærmingen erkjenner at bærekraftig vekttap og helsefremmende tiltak ikke kan oppnås gjennom medisinering alene, men krever en omfattende livsstilsendring.

Ernæringsplaner

En gjennomtenkt ernæringsstrategi er avgjørende for å maksimere effekten av slankekurer. Et næringsrikt, kalorikontrollert kosthold bidrar ikke bare til å oppnå det kaloriunderskuddet som er nødvendig for å gå ned i vekt, men hjelper også kroppen med å få i seg alle de nødvendige vitaminene, mineralene og andre næringsstoffer som kreves for optimal helse. Slike kostholdsplaner bør inneholde følgende aspekter:

- Balansert fordeling av makronæringsstoffer: Forholdet mellom karbohydrater, proteiner og fett bør være slik at det dekker individuelle behov, for eksempel mer proteiner som gir metthetsfølelse og støtte til muskeloppbygging, og sunt fett som gir langsiktig energi og fremmer hjertehelsen.

- Inkluder hele matvarer: Frukt, grønnsaker, fullkornsprodukter og magre proteiner er viktige fordi de gir færre kalorier med høyere næringsverdi, noe som bidrar til å kontrollere sult og søtsug.

- Begrens bearbeidet mat og sukker: Dette kan forstyrre insulinnivået og føre til vektøkning. En reduksjon av disse kan ikke bare bidra til vektkontroll, men også redusere risikoen for diabetes og andre metabolske sykdommer.

Treningsprogrammer

Fysisk aktivitet er en annen sentral pilar i behandlingen av fedme, og bør omfatte både aerob trening og styrketrening:

- Aerob trening: Aktiviteter som løping, svømming eller sykling forbedrer hjerte- og karsystemet og forbrenner kalorier, noe som bidrar direkte til vekttap. Regelmessig aerob trening forbedrer også insulinfølsomheten, noe som er spesielt viktig for personer med eller på randen av diabetes.
- Styrketrening: Det er viktig å bygge muskelmasse, ettersom muskler forbrenner mer kalorier enn fettvev, selv i hvile. Styrketrening styrker ikke bare musklene, men forbedrer også bentettheten og den generelle kroppssammensetningen.

Regelmessig gjennomgang og justering

Å kombinere disse elementene i en omfattende plan krever nøye oppfølging og regelmessige justeringer for å sikre at målene nås og helsen opprettholdes. Dette innebærer regelmessige møter med en ernæringsfysiolog og en trener, i tillegg til løpende medisinsk oppfølging av legen som foreskriver injeksjonene for vekttap. Det kan være nødvendig med justeringer som følge av endringer i livsstil, helsetilstand eller rett og slett kroppens respons på tidligere behandling.

Ved å ta hensyn til disse aspektene blir vektkontroll med slankeinjeksjoner ikke bare mer effektiv, men også mer bærekraftig ved at pasientene får hjelp til å utvikle sunne vaner som fører til bedre helse på lang sikt.

Medisinsk oppfølging av behandlingen

Regelmessig medisinsk oppfølging er avgjørende for å sikre at behandlingen med injeksjoner for vekttap forblir trygg og effektiv. Dette inkluderer regelmessige kontroller av vekt, blodtrykk, blodsukkernivå og andre relevante helseindikatorer.

Behandlingen bør kunne tilpasses fleksibelt for å kunne reagere på endringer i pasientens respons eller forekomsten av bivirkninger. Doseringen kan justeres, medisineringen kan endres, eller det kan anbefales ytterligere støttetiltak, avhengig av individuelle behov.

I samarbeid med ernæringsfysiologer, fysioterapeuter og annet helsepersonell kan det gjøres regelmessige justeringer basert på de nyeste medisinske funnene og pasientens personlige utvikling. Denne tverrfaglige tilnærmingen er avgjørende for å sikre langsiktig suksess og forbedre pasientens livskvalitet.

Behandlingens varighet

Injeksjoner for vekttap er ofte en del av en langsiktig behandlingsstrategi. Disse medisinene, som ofte injiseres en gang i uken, kan bidra til å redusere sultfølelsen og fremme vekttap. Men nettopp langsiktigheten er en utfordring når det gjelder kostnader.

At behandlingen er langvarig, betyr at totalkostnaden ikke bare omfatter kjøp av medisinen, men også regelmessige besøk hos legen for å overvåke fremgang og mulige bivirkninger. I løpet av måneder eller til og med år kan disse kostnadene bli betydelige og utgjøre en økonomisk hindring for mange pasienter.

Det er stor variasjon i hvordan helseforsikringsselskapene overtar kostnadene. I land med omfattende helsesystemer eller forsikringspoliser som fremmer forebyggende behandlinger, kan disse kostnadene dekkes helt eller delvis. I andre tilfeller må pasientene betale mesteparten eller alle kostnadene selv, noe som kan begrense tilgjengeligheten til denne behandlingen.

Det er også viktig å merke seg at effekten og behovet for fortsatt bruk av disse injeksjonene bør vurderes regelmessig. Ikke alle pasienter vil få de ønskede resultatene av disse behandlingene, og det er mulig at det kan være nødvendig å justere behandlingsmetodene, noe som kan medføre ekstra kostnader.

Det kan være nyttig for de berørte å diskutere de forventede kostnadene og varigheten av behandlingen i detalj med legen og helseforsikringsselskapet. Det kan også være nyttig å spørre om generiske alternativer eller søke støtte fra offentlige helseprogrammer eller legemiddelprodusentenes pasientstøtteprogrammer, som i noen tilfeller tilbyr økonomisk støtte til langtidsbehandling.

Avbrudd i behandlingen

Behandling med slankeinjeksjoner som inneholder GLP-1-reseptoragonister som semaglutid eller liraglutid kan teoretisk sett avbrytes, men dette bør gjøres med forsiktighet og helst i samråd med lege. Det er ulike grunner til at behandlingen kan avbrytes, men det er viktig å forstå de mulige konsekvensene av et slikt avbrudd.

- Effekt: GLP-1-reseptoragonister virker ved å regulere appetitten og forbedre insulinfølsomheten. De oppnår full effekt ved kontinuerlig bruk. Seponering kan føre til tap av fremgang i vektkontroll ettersom den underliggende mekanismen for appetittkontroll og forbedret metabolsk aktivitet ikke lenger opprettholdes.

- Vektkontroll: Mange brukere opplever å gå opp i vekt igjen etter å ha sluttet med medisiner, ettersom de opprinnelige fysiologiske forholdene som førte til overvekt eller fedme, ofte forblir uforandret. Å gå opp i vekt igjen kan være nedslående og undergrave langsiktige mål for vektkontroll.

- Medisinsk tilsyn: Hvis man bestemmer seg for å avbryte behandlingen, bør dette gjøres under medisinsk tilsyn. Legen kan hjelpe til med å organisere avbruddet på en slik måte at mulige negative effekter minimeres, og kan gi råd om hvordan behandlingen trygt kan gjenopptas på et senere tidspunkt.

- Bivirkninger og toleranse: I noen tilfeller kan det være tilrådelig å avbryte behandlingen, spesielt hvis det oppstår bivirkninger eller helseproblemer som gjør videre bruk av legemidlet utilrådelig. I slike tilfeller kan det være nødvendig å avbryte behandlingen for å beskytte pasientens helse eller for å evaluere alternative behandlingsalternativer.
- Kostnader og tilgjengelighet: Høye kostnader og potensielt begrenset tilgjengelighet kan selvsagt også være grunner til å avbryte behandlingen, særlig hvis den ikke er bærekraftig på lang sikt.

I alle tilfeller er det tilrådelig å ta en slik beslutning sammen med helsepersonell for å sikre at den er til det beste for pasientens helse og langsiktige mål. Alternativer og støttestrategier bør også vurderes for å sikre kontinuitet i vektkontrollen.

Forsyningskilder

Det finnes ulike måter å få injeksjoner for vekttap på:

- Resept: I Europa, USA og mange andre land krever injeksjoner for vekttap resept. Det betyr at en lege må vurdere behovet for denne behandlingen og skrive ut en resept. Dette er den vanlige måten å sikre at behandlingen er medisinsk hensiktsmessig og trygg for pasienten.
- Spesialister i endokrinologi eller diabetologi: Det er ofte spesialister i endokrinologi eller diabetologi som skriver ut slike medisiner, ettersom de er spesialister på stoffskiftesykdommer og hormonell ubalanse. Disse legene kan foreta en omfattende helsevurdering og avgjøre om behandling med GLP-1-reseptoragonister er hensiktsmessig.
- Klinikker for vektkontroll: Mange helseinstitusjoner som spesialiserer seg på vektkontroll, tilbyr også tilgang til medikamentell behandling, for eksempel injeksjoner for vektreduksjon. Disse klinikkene har ofte team av leger, kostholdseksperter og andre fagpersoner som tilbyr en integrert tilnærming til vektreduksjon. De tilbyr også ofte økonomiske planer for behandlingen.
- Nettapotek og telemedisin: Noen nettapotek og telemedisinske leverandører kan også skrive ut

resepter på slankeinjeksjoner etter en nettkonsultasjon med en kvalifisert lege. Dette kan være et praktisk alternativ for pasienter som bor i avsidesliggende områder eller har vanskeligheter med å oppsøke lege personlig. Det er imidlertid viktig å forsikre seg om at disse tjenestene er lisensierte og regulerte for å unngå risiko.

- Direkte kjøp på apoteket med resept: Etter å ha mottatt en resept, kan medisinen kjøpes på nesten alle apotek. Apotekpersonalet kan også gi tilleggsinformasjon om riktig bruk og oppbevaring av medisinen.

Etiske og sosiale hensyn

Den etiske debatten om slankeinjeksjoner reiser en rekke moralske spørsmål. Debatten berører blant annet spørsmål om normer for kroppsbilde, tilgang til medisinsk behandling og spørsmålet om hvor langt medisinske inngrep for å endre naturlige kroppslige forhold bør gå. Vi vil bare berøre disse spørsmålene her, ettersom de faktisk blir stadig mer marginaliserte.

Injeksjoner for vekttap er en verdifull medisinsk støtte for personer som ikke klarer å oppnå en sunn vekt ved hjelp av konvensjonelle metoder som kosthold og trening alene. Disse medikamentene er et spesielt viktig alternativ for personer med fedme eller overvekt som allerede har ført til helsekomplikasjoner som diabetes type 2 eller hjerte- og karsykdommer. På grunn av den effektive vektreduksjonen som disse injeksjonene muliggjør, kan mange av de berørte personene oppleve en forbedring av helsesituasjonen. Dette kan føre til redusert avhengighet av andre medisiner, bedre fysisk yteevne og økt livskvalitet.

I tillegg bidrar injeksjoner for vekttap til å øke bevisstheten om og forståelsen for fedme som en kronisk tilstand. Ved å behandle det medisinsk kan stigmaet som ofte er forbundet med fedme, reduseres. Dette fører til større empati og støtte for dem som er rammet, slik at de føler seg mindre isolert og mer sosialt akseptert.

Det er også viktig å anerkjenne at utviklingen av slike medisinske behandlinger er et resultat av omfattende forskning og innovasjon som har som mål å finne levedyktige løsninger på alvorlige helseproblemer. Disse medisinske fremskrittene styrker folks rett til selvbestemmelse over egen helse og muliggjør persontilpasset behandling som tidligere ikke var mulig.

Samlet sett gir injeksjoner for vekttap mange mennesker en livsforvandlende forbedring av helse og livskvalitet. De er et eksempel på hvordan medisinsk innovasjon kan bidra til å overvinne utfordringene ved kroniske sykdommer og hjelpe dem som er rammet, til å leve et mer aktivt og sunt liv.

I tillegg er slankeinjeksjoner et effektivt behandlingsalternativ for personer som lider av usunn fedme, og som ikke har lykkes med andre metoder som kosthold og trening. For disse personene kan injeksjoner ikke bare muliggjøre vekttap, men også føre til en forbedring av tilknyttede helsetilstander som type 2-diabetes, hjerte- og karsykdommer og annet. Her argumenteres det ofte for at tilgang til slike behandlinger er et spørsmål om medisinsk rettferdighet og kan bidra til at folk lever sunnere og potensielt lengre liv.

Den økende normaliseringen av injeksjoner for vekttap vil bidra til å redusere stigmatiseringen av overvekt og fedme ved å anerkjenne dem som behandlingsbare medisinske tilstander. Ved å anerkjenne fedme som en tilstand som krever medisinsk behandling, kan dette bidra til å redusere skyldfølelse og selvbebreidelse blant dem som er rammet.

Men det finnes naturligvis også etiske betenkeligheter ved medisinske inngrep som tar sikte på å endre kroppen. Noen ser dette som en avvisning av akseptén for naturlig kroppsmangfold. På den annen side argumenterer tilhengerne for at tilgangen til slike behandlinger styrker folks rett til selvbestemmelse når det gjelder å ta beslutninger om egen kropp og helse.

Samlet sett er diskusjonen rundt slankeinjeksjoner kompleks og reiser viktige spørsmål om samfunnets prioriteringer, helseforståelse og medisinens rolle i livene våre. Det er fortsatt viktig at disse diskusjonene føres for å sikre en balansert forståelse av fordeler og ulemper ved slike medisinske inngrep.

Ifølge forfatterne oppveier imidlertid de positive faktorene ved injeksjoner for vekttap klart de negative.

Nye legemidler, konklusjon og fremtidsutsikter

Injeksjoner for vekttap er allerede bedre enn sitt rykte. For første gang har de potensial til effektivt å bekjempe den utbredte sykdommen fedme. Det er ikke nødvendig å understreke hva dette kan bety for dem som rammes.

Ytterligere forbedringer av injeksjoner for vekttap kan få stor betydning i fremtiden. Forskere arbeider med å øke effekten av disse legemidlene ved å målrette dem mer effektivt mot de relevante metabolske veiene. Målet er å oppnå sterkere og mer langvarig effekt på vekttapet, samtidig som bivirkningene minimeres. Utviklingen av nye kombinasjonsbehandlinger som kombinerer ulike virkestoffer for å fremme vekttap, er også en lovende tilnærming. Disse kan forbedre behandlingens effektivitet samtidig som dosene av de enkelte komponentene reduseres, noe som øker toleransen.

Et annet viktig fremskritt kan ligge i administrasjonsformen for disse legemidlene. I dag administreres de for det meste som injeksjoner, men forskningen kan føre til mer praktiske former, for eksempel orale doser eller implanterbare enheter som frigjør medikamentet kontinuerlig. Forskningen ser også på persontilpasset medisin, der behandlingen skreddersys spesifikt til pasientens individuelle genetiske, metabolske og fysiologiske egenskaper for å optimalisere behandlingen.

Den fremtidige rollen til **kortisol,** et hormon som er kjent for å regulere stoffskiftet og kroppens respons på stress, er også viktig. Høye kortisolnivåer kan føre til vektøkning og påvirke appetitt og fettlagring. Fremtidige behandlingsformer kan ta sikte på å modulere kortisolnivåene eller dempe effekten av kortisol på kroppen for å forbedre effekten av injeksjoner for vekttap. Dette kan gjøres gjennom kombinasjonsbehandlinger som ikke bare inneholder GLP-1-agonister, men også komponenter som spesifikt adresserer de metabolske effektene som forårsakes av kortisol.

Tirzepatid, et relativt nytt virkestoff i behandlingen av type 2-diabetes, viser også lovende resultater når det gjelder vektreduksjon og kan komme til å spille en viktig rolle i vektreduksjonsinjeksjoner i fremtiden. Tirzepatid er en dobbel agonist som aktiverer både glukagonlignende peptid-1-reseptoren (GLP-1) og den glukoseavhengige insulinotropiske polypeptidreseptoren (GIP). Disse egenskapene gjør det spesielt effektivt både når det gjelder å kontrollere blodsukkernivået og redusere kroppsvekten.

I kliniske studier har tirzepatid vist svært gode resultater når det gjelder vekttap. For eksempel viste fase 3-studien SURMOUNT-1 at deltakerne som ble behandlet med tirzepatid, oppnådde et svært betydelig vekttap på opptil 20 % av kroppsvekten. Dette overgår resultatene som oppnås med dagens GLP-1-agonister, som semaglutid, som også brukes til vekttap.

Virkemåten til tirzepatid involverer flere mekanismer: Det forbedrer insulinfølsomheten, bremser magesekktømmingen og øker metthetsfølelsen, noe som fører til redusert kaloriinntak. Disse effektene er spesielt gunstige for personer som har problemer med å redusere vekten ved hjelp av kosthold og mosjon alene.

Basert på disse lovende resultatene forventes tirzepatid å spille en stadig viktigere rolle i utviklingen av injeksjoner for vektreduksjon i fremtiden. Godkjenningen og markedslanseringen av tirzepatid som slankemiddel vil imidlertid fortsatt ta noe tid, ettersom de siste fasene av de kliniske studiene og godkjenningsprosessen ennå ikke er fullført.

Utsiktene for videre utvikling og forbedring av injeksjoner for vekttap er derfor lovende og fokuserer på økt effekt, brukervennlighet og persontilpassede behandlingsalternativer som har potensial til å forbedre livskvaliteten ytterligere for mange mennesker.

Det forventes også at injeksjoner for vekttap - i likhet med mange andre nye legemidler - vil bli billigere over tid. Fremtiden for prisfastsettelsen for injeksjoner mot vekttap, som GLP-1-reseptoragonister, er avhengig av flere faktorer, men det er grunn til forsiktig optimisme om at de kan bli rimeligere over tid. Etter hvert som etterspørselen etter disse legemidlene øker, kan produsentene dra nytte av stordriftsfordeler som gjør det mulig for dem å senke prisene. I tillegg kan teknologiske fremskritt og mer effektive produksjonsmetoder føre til en reduksjon i produksjonskostnadene. En annen viktig påvirkningsfaktor er utløp av patenter for eksisterende legemidler, noe som baner vei for billigere generiske legemidler. Regulatoriske beslutninger og helsepolitikk som tar sikte på å redusere legemiddelkostnadene, kan også spille en rolle. Selv om prisfastsettelsen på legemidler er kompleks og avhengig av mange variable markeds- og politiske faktorer, gir denne utviklingen oss håp om at prisen på reseptbelagte sprøyter vil falle i fremtiden.